Docteur Maurice DUPONT

Des Eaux filtrées

dans l'alimentation

des grandes villes

LYON. — IMP. A. REY

DES EAUX FILTRÉES

DANS L'ALIMENTATION DES GRANDES VILLES

DES

EAUX FILTRÉES

DANS

L'ALIMENTATION DES GRANDES VILLES

PAR

Le Dr Maurice DUPONT

LYON

A. REY & Cie, IMPRIMEURS-ÉDITEURS DE L'UNIVERSITÉ

4, RUE GENTIL, 4

—

1902

A MON PÈRE — A MA MÈRE

Je dédie ce modeste travail, faible témoignage de ma profonde affection et de mon éternelle reconnaissance.

A MA SŒUR

Témoignage de mon affectueux attachement.

A MONSIEUR ET MADAME G. PECQUEUR

Hommage de respectueuse affection.

A TOUS MES PARENTS

A MES AMIS

A mon Président de Thèse

MONSIEUR LE PROFESSEUR ARLOING

Correspondant de l'Institut,
Professeur de Médecine expérimentale à la Faculté de médecine,
Directeur de l'École vétérinaire,
Directeur-Inspecteur de l'Institut anti-tuberculeux d'Hauteville,
Officier de la Légion d'Honneur.

A MONSIEUR LE PROFESSEUR J. COURMONT

Professeur d'hygiène à la Faculté,
Médecin des Hôpitaux.

à qui je dois l'idée première de ce travail.

A MES MAITRES

de l'École de service de santé militaire.

INTRODUCTION

La question de l'alimentation en eau potable des grandes villes a toujours préoccupé vivement, et à juste titre, les hygiénistes, et soulève, depuis quelques années surtout, de nombreuses discussions. Cette question, si controversée et si diversement résolue, est de plus en plus à l'ordre du jour, depuis que l'on a acquis la notion de la transmission hydrique des grandes épidémies de choléra et de fièvre typhoïde, si meurtrières pour les grandes agglomérations urbaines.

Sur le conseil de M. le professeur J. Courmont, nous avons accompli, dans le courant du mois d'août de cette année, un voyage à Hambourg, en vue d'y étudier par nous-même le fonctionnement du filtrage au sable, dont l'installation de cette ville représente l'un des types les plus parfaits. Ce sont les renseignements, recueillis au cours de ce voyage, que nous exposerons dans ce travail, après avoir passé en revue les divers procédés employés jusqu'ici, et notamment le système des eaux de source, adopté par la Ville de Paris pour son alimentation.

Nous prions M. le professeur Arloing de vouloir bien agréer l'expression de notre respectueuse reconnaissance, pour le grand honneur qu'il nous fait, en acceptant la présidence de notre thèse.

Nous devons à M. le professeur J. Courmont l'idée première de ce travail, et c'est à lui qu'en revient tout l'honneur. Nous sommes heureux de lui apporter ici l'hommage de notre profonde gratitude pour la bienveillance qu'il nous a toujours témoignée.

Au moment de quitter l'Ecole, qu'il nous soit permis d'exprimer notre respectueuse gratitude à ceux de nos maîtres militaires, qui ont bien voulu s'intéresser à nous, et spécialement à M. le médecin-major de première classe Boisson, pour le bienveillant concours qu'il nous a prêté dans la rédaction de ce travail, et à M. le médecin-major Niclot, pour l'excellent accueil qu'il a bien voulu nous faire durant nos trois années d'Ecole.

DES EAUX FILTRÉES

DANS L'ALIMENTATION DES GRANDES VILLES

PREMIÈRE PARTIE

CAPTATION DES EAUX DE SOURCES

(Procédé d'alimentation de la ville de Paris.)

« Le problème d'alimenter une grande ville en eau de source est toujours difficile, et parfois même impossible à résoudre. Il faut trouver, à une distance qui ne soit pas trop grande, de vastes surfaces, assez faiblement peuplées pour qu'on n'ait pas à y craindre la contamination du sous-sol, et que les eaux de pluies puissent en traverser les couches, sans leur emprunter des germes dangereux ou de la matière organique[1]. »

En dépit de ses difficultés, c'est à ce procédé que s'est adressée l'Administration de la ville de Paris, et c'est ce problème qu'elle s'est efforcée de résoudre : nous verrons bientôt dans quelle mesure elle y a réussi.

Justement alarmée, vers le milieu du siècle dernier,

[1] M. Duclaux, Rapport général sur les enquêtes concernant les eaux de sources distribuées à Paris, 23 novembre 1900. *Travaux de la Commission scientifique de perfectionnement de l'Observatoire de Montsouris*, années 1899-1900, p. 7. Paris, Librairies et Imprimeries réunies, 1901.

des ravages causés chaque année dans la population parisienne par les épidémies de fièvre typhoïde, l'Administration de la ville de Paris se décida à de grands sacrifices, pour faire diminuer, dans la mesure du possible, cette effrayante mortalité, et entreprit de grands travaux pour amener à Paris de l'eau de source. D'après la théorie de Pasteur, on considérait l'eau de source comme douée de toutes les qualités de pureté et de minéralisation désirables, et on ne recula devant rien pour assurer à Paris la distribution de cette eau que l'on jugeait si parfaite. Les premières sources captées furent celles de la Dhuis, achetées en 1859, et dont la distribution à Paris commença en 1865. Depuis, on capta successivement les sources de la Vanne et de l'Avre, et plus récemment encore, les eaux du Loing et du Lunain. L'amenée à Paris de ces eaux captées à grande distance exigea des travaux gigantesques, surtout pour la construction des aqueducs : celui qui conduit au réservoir de Montsouris les eaux de la Vanne, n'a pas moins de 115 kilomètres de long; celui de l'Avre, qui aboutit à Saint-Cloud, en a 119, et la dérivation de la Dhuis 83 kilomètres.

La distribution d'eau à Paris comprend deux canalisations distinctes, l'une à l'eau de rivière, utilisée pour les lavages, le tout à l'égout, etc., l'autre amenant de l'eau de source, qui est bue sans aucune filtration.

Les eaux destinées à l'alimentation de Paris sont amenées dans 21 réservoirs, dont 6 sont affectés à l'eau de source (504.725 mètres cubes), 4 à l'eau de l'Ourcq (28.564 mètres cubes), et 11 à l'eau de rivière (172.609 mètres cubes).

Pour ne nous occuper que de l'eau de source, les aqueducs de dérivation amènent en moyenne par an (1898).

Pour la Dhuis, 7.874.900 mètres cubes.
Pour la Vanne, 41.461.100 mètres cubes.
Pour l'Avre, 31.464.400 mètres cubes.
Pour les autres sources, 681.900 mètres cubes.

Ce qui constitue un total de 81.482.300 mètres cubes par an.

La consommation moyenne par habitant était, en 1898, (pour une population de 2.511.629 habitants) de 212 litres par jour, dont 78 litres d'eau de source et 134 litres d'eau de rivière.

On peut déjà juger, par ce rapide aperçu de la distribution d'eau à Paris, des travaux immenses et des dépenses énormes que l'on n'a pas hésité à faire pour doter la capitale d'un système d'alimentation en eau potable, que l'on croyait parfait, mais qui, malheureusement, n'a pas réalisé, tant s'en faut, toutes les espérances que l'on fondait sur lui. Evidemment, la mortalité par fièvre typhoïde a été assez notablement diminuée, depuis une trentaine d'années, à Paris, surtout si on la compare à celle qu'on a pu relever depuis le début du XIXe siècle, alors que la fièvre typhoïde était endémique. L'abaissement progressif, survenu dans la mortalité typhoïdique, surtout depuis 1895, laissait espérer une diminution définitive, sinon une suppression totale des atteintes de cette redoutable affection. Il n'en est pas moins vrai, que, même depuis que les eaux de source étaient distribuées à Paris, on observait des années de grande mortalité par la fièvre typhoïde, notamment, en 1882, 3352 décès, c'est-à-dire 143 décès par 100.000 habitants. Enfin, en septembre 1898, une légère augmentation se manifesta subitement dans la mortalité typhoïdique, et, après une accalmie à la fin de 1898, la recrudescence reprit dès le commencement de 1899, pour atteindre son maximum dans le courant de l'été. D'autre part, le *bacillus coli* paraît être presque en permanence, dans les eaux des sources captées pour l'alimentation de la ville de Paris, et dans presque toutes les sources. Or, ainsi que l'a fait observer M. le Dr Miquel, dans la séance du 25 octobre 1899, de la Commission scientifique, « le *Bacillus coli communis*, hôte habituel de l'intestin des animaux, amené sur le sol par les déjections alvines, ne peut pas, plus que les autres micro-organismes. pénétrer profondément dans les terrains homogènes, compacts et non remués. »

Il était donc démontré que les sources captées étaient soumises à des contaminations dangereuses, et que Paris, malgré sa distribution « *d'eau de source* », était toujours sous le coup d'une épidémie de fièvre typhoïde, d'origine hydrique. En présence de ces constatations, l'Administration de la ville de Paris décida la création d'une Commission spéciale de surveillance, qui fut constituée par un arrêté préfectoral, en date du 1er mars 1899, et prit le titre de *Commission scientifique de perfectionnement de l'Observatoire municipal de Montsouris.*

C'est aux travaux de ce Comité de surveillance, publiés en deux volumineux recueils, de plus de

500 pages chacun[1], et illustrés de graphiques et de cartes, que nous empruntons les renseignements qui vont suivre, et nous renvoyons à cet ouvrage très documenté, pour de plus amples détails sur la question des eaux de sources à Paris, nous efforçant seulement de dégager l'idée dominante de ces recherches, et de l'appuyer sur quelques faits précis.

« Les recherches de la Commission ont conduit de prime abord à cette constatation, que le périmètre d'alimentation des sources occupe, dans chacun des bassins de l'Avre, de la Dhuys et de la Vanne, une surface de plusieurs centaines de kilomètres carrés, et qu'il n'est guère de points, sur cette immense superficie, sur lesquels des germes dangereux, déposés sur le sol par une voie quelconque, ne puissent arriver aux sources. Le sol est en effet partout, ainsi qu'on pouvait s'y attendre, un sol plus ou moins fissuré ou remanié. Dans l'ensemble la filtration se fait mal, et les microbes ne sont que partiellement arrêtés, en cours de route[2]. »

[1] *Commission scientifique de perfectionnement de l'Observatoire municipal de Montsouris*, Travaux des années 1899-1900, sur les eaux de l'Avre et de la Vanne, 1901, Paris, Librairies et Imprimeries réunies, 7, rue Saint-Benoît.

Commission scientifique de perfectionnement de l'Observatoire municipal de Montsouris, Travaux des années 1900-1901, sur les Eaux de sources alimentant la ville de Paris. Paris, 1902, Imprimerie et Librairie centrale des Chemins de fer, 20, rue Bergère.

[2] Duclaux, Rapport général sur les enquêtes concernant les Eaux de sources, distribuées à Paris, 23 novembre 1900, *Travaux de la Commission*, 1899-1900, p. 10

En effet, pour qu'une eau de source soit pure, il faut qu'elle provienne d'une nappe non contaminée, et qu'elle ne subisse aucune souillure entre cette nappe et le point d'émergence. Les eaux des sources captées pour la Ville de Paris, ne paraissent pas remplir complètement ces conditions. Ces sources sont, en effet, alimentées par une nappe d'eau circulant aisément dans un réseau de larges diaclases de la craie turonienne, dans laquelle elle a pénétré, après avoir filtré à travers une couche plus ou moins épaisse d'argile à silex.

Cette eau arrive à la craie avec un faible degré hydrotimétrique, et dissout les parois des fissures dans lesquelles elle circule ; il en résulte peu à peu de vastes cavernes, qui déterminent, surtout lorsqu'elles arrivent en contact avec une poche d'argile à silex, de nombreux effondrements, désignés sous les noms de *mardelles* et de *bétoires*, suivant qu'ils se produisent sur les plateaux ou dans les thalwegs. Les sources elles-mêmes sont produites, pour la plupart, par des entonnoirs d'effondrement. Ces cheminées, mettant en communication directe la nappe profonde avec la surface du sol, sont désignées sous le nom de *bétoires*, quand elles absorbent de l'eau, de *mardelles* quand elles n'absorbent pas d'eau et n'en donnent pas, de *sources* lorsqu'elles donnent de l'eau.

Ces considérations sont très importantes au point de vue de la contamination possible des sources. Les mardelles, situées sur les plateaux, peuvent recevoir l'égoût des eaux de surface, ayant lavé les champs, sur lesquels on a répandu des engrais animaux, du fumier, etc., et conduire directement ces eaux impures à la nappe alimentant les sources.

En temps de pluie, les bétoires apportent à la nappe une énorme quantité d'eau de rivière et de ruissellement, ayant lavé les champs et traversé les villages, et dans ces cas les sources se troublent, et se chargent aussi de microbes en grand nombre.

D'ailleurs, les chances de contamination résultent aussi du mode de captage des sources, que l'on a effectué, non pas dans le gisement géologique, qui est la craie turonienne, mais bien dans l'argile à silex, qui, en certains endroits, est très pauvre en argile, partant très perméable, et laisse les eaux de ruissellement, ayant lavé le sol, venir se mélanger à l'eau de la nappe, dans le trajet qu'elle effectue entre la craie et le point d'émergence.

Pour la recherche des voies de communication entre la nappe souterraine, qui alimente les sources, et la surface du sol, la Commission a eu recours à plusieurs procédés, dont nous ne citerons que les deux principaux :

Le premier consiste à jeter dans les bétoires ou mardelles, que l'on soupçonne être en communication avec les sources, une certaine quantité de *fluorescéine*, dont on recherche ensuite la coloration caractéristique dans l'eau des sources, soit à l'œil nu, soit à l'aide du fluoroscope.

Le second procédé, proposé par M. Miquel, est basé sur l'emploi de la *levure de bière* : il consiste à délayer dans les gouffres absorbants, une quantité relativement grande de levure pressée, et à rechercher ultérieurement, par la culture, la présence de cette levure dans les eaux des sources. Le liquide de culture employé se composait de bouillon de peptone acidulé et chargé de 40 pour 100 de saccharose. Dans ce bouillon, on introduisait environ la moitié de son poids de l'eau à étudier. Quand cette eau renfermait des levures, celles-ci formaient, au bout de peu de temps, au fond du vase, des colonies caractéristiques, et déterminaient, dès le lendemain, la fermentation alcoolique énergique du milieu sucré.

Maintenant que nous avons étudié les causes générales de contamination des sources de la ville de Paris, ainsi que les méthodes employées pour les déceler, par la Commission scientifique du laboratoire de Montsouris, il nous reste à mettre en lumière, pour chacun des trois principaux groupes de sources, pour l'Avre, la Vanne et la Dhuis, les résultats des recherches et les conclusions qu'il en faut tirer.

ÉTUDE DES EAUX DE LA VANNE

Constitution du bassin. — Périmètre d'alimentation

La Vanne est une petite rivière qui prend sa source dans le département de l'Aube, à la limite des plaines crayeuses de la Champagne, à 14 kilomètres de Troyes. Elle tombe dans l'Yonne un peu en amont de la ville de Sens. Son bassin, de 965 kilomètres carrés de superficie, est formé de 665 kilomètres carrés de craie blanche très perméable, et de 300 kilomètres carrés de terrain tertiaire, composé de limon rouge, mêlé de cailloux. Ce dernier terrain occupe les plateaux, et recouvre la craie, qui le draine. Il résulte de cette disposition, que la Vanne reçoit très peu d'eau de superficie, et qu'elle est alimentée à peu près entièrement par des sources, qui se répandent dans les prairies tourbeuses, situées le long de son parcours, et y entretiennent des marais.

Le bassin d'alimentation de ces sources possède une superficie qui n'est pas inférieure à 100.000 hectares. La dénivellation entre le fond de la vallée et le sommet des coteaux varie de 100 à 150 mètres.

Le débit moyen des sources est de 1600 litres à la seconde.

Voies de contamination.

Ces voies de contamination, dans le bassin de la Vanne, peuvent se classer sous trois chefs principaux : la perméabilité du sol, les fissures, les drains. De l'étude approfondie de M. Marboutin, sur le bassin de la Vanne, il résulte que, sur une grande partie de son étendue, le sol de cette région est doué d'une porosité, d'une perméabilité extrêmes. Le sol est formé d'une couche superficielle de terre arable, d'épaisseur plus ou moins grande, mais quelquefois si faible, qu'elle ne forme qu'une sorte de palier de 99 centimètres d'épaisseur, insuffisamment protecteur. Les eaux de surface traversent facilement ces couches perméables, et arrivent à la nappe souterraine sans avoir subi une filtration suffisante [1].

[1] Étude descriptive du bassin de la Vanne et de l'Yonne, par M. Félix Marboutin, *Travaux de la Commission,* années 1899-1900, p. 313.

Outre cette porosité du sol dans le bassin de la Vanne, des fissures, des failles plus ou moins larges et profondes, des effondrements plus ou moins considérables s'y remarquent en très grand nombre. Il est de notoriété publique que la plupart des *sources* les plus abondantes sont apparues à la suite d'effondrements à plus ou moins grande distance. Dans tous les vallons, des cours d'eaux disparaissent après un parcours plus ou moins long, souvent après avoir servi à l'alimentation de villages, ou à l'usage de lavoirs ou d'abreuvoirs. Ce sont ces cours d'eau qui réapparaissent le long de la Vanne, et viennent émerger dans les bassins où la ville de Paris les a captés.

Il n'est donc pas étonnant que le débit des eaux ainsi captées soit influencé rapidement par les pluies. Les eaux fluviales parviennent si facilement aux nappes souterraines que ces « sources » subissent immédiatement un accroissement très notable de leur débit, dès que ces pluies prennent une certaine importance. On voit en même temps les eaux se troubler, et les analyses montrent qu'elles se sont chargées en abondance dematériaux hétérogènes.

La troisième voie de contamination des sources de la Vanne est constituée par les drains. On a en effet, au moyen d'un système de drainage, recueilli et envoyé à l'aqueduc les eaux de surface de la région avoisinant ce conduit, c'est à dire d'une énorme étendue de terrain cultivé et habité, comportant une population de 13.000 habitants environ. Ces eaux, drainées dans un terrain perméable à l'excès, et sans grande valeur filtrante, apportent avec elles à l'aqueduc, toutes les souillures organiques recueillies dans les champs ou près des habitations. Il suffit d'ailleurs, pour se convaincre de l'abondance des voies de contamination, de jeter un coup d'œil sur les résultats des expériences faites par la Commission. Nous allons en résumer rapidement quelques-unes.

Expériences à la fluorescéine[1] (MM. Albert Lévy et Marboutin, juillet 1900), 12 expériences : 8 positives, 4 négatives ; 5000 prélèvements et analyses.

1. Ruisseau de Fontaine à l'Érable. — 600 grammes fluorescéine.

Coloration des sources au bout de quatre-vingt-cinq heures. — Distance : 12 à 15 kilomètres. Vitesse de propagation : 150 mètres à l'heure.

2. Prairies de Vareilles : 300 grammes fluorescéine.

Coloration *dans l'aqueduc* au bout de trois heures.

3. Ruisseau de Vaumort : 300 grammes de fluorescéine.

Coloration des sources après dix heures environ.

Vitesse de propagation : 166 mètres à l'heure.

4. Rivière du puits de la Crau : Coloration après trente heures.

5 et 6. Fontaine des Armées. Coloration retrouvée soit dans les sources, soit dans l'aqueduc.

7. Vallée du Rû-Galant. Coloration retrouvée dans plusieurs bétoires.

8. Villechétive (puisards) : 2 kilogrammes de fluorescéine. Coloration dans la source du Miroir après deux

[1] Vallée de la Vanne et de l'Yonne, Hydrologie souterraine, par M. Albert Lévy, *Travaux de la Commission*, année 1899-1900, pp. 291 à 313.

cent vingt-quatre heures. Vitesse : 47 mètres à l'heure.

Les auteurs des expériences reconnaissent, eux-mêmes, que les résultats négatifs obtenus dans quatre expériences doivent être mis sous réserves : la coloration ayant pu apparaître sans avoir été constatée, soit par suite de l'insuffisance du nombre des agents, soit à cause de la vitesse moins grande de transmission. Ils admettent aussi que ces expériences, faites par un temps de sécheresse, auraient peut-être été positives à la suite de grandes pluies.

Expériences à la levure de bière[1]. — (MM. Miquel, Cambier et Mouchet, juillet-septembre 1900.)

1. Bétoire de la Joncheroy (rû de Fontaine à l'Erable).

20 kilogrammes de levure. Apparition du saccharomyces dans les sources de la Ville de Paris, dans un laps de temps de cinq à sept jours.

2. Puits Hüe, à Vaumort.

10 kilogrammes levure. Apparition des saccharomyces dans la source du Miroir après quarante-huit heures.

Il résulte de ces deux séries d'expériences, que la contamination de la nappe souterraine par les eaux superficielles, se fait avec la plus grande facilité, le point de contamination serait-il à 15 kilomètres du point de captage.

Il reste à voir, maintenant, quelles sont les causes de

[1] Recherches sur la communication directe des sources de la Vanne, captées par la ville de Paris, avec les cours d'eau superficiels et les nappes souterraines, par MM. Michel, Cambier et Mouchet, *Travaux de la Commission*, 1899-1900. pp. 343 à 374.

souillure à redouter, c'est-à-dire quel est l'état hygiénique du bassin de la Vanne.

Causes de contamination.

Les agents de contamination qui peuvent parvenir aux sources, par les voies si nombreuses que nous venons d'étudier, nous sont indiqués clairement par une note du Dr Miquel, en date du 9 septembre 1899, « L'eau prélevée le 26 août, au réservoir de Montsouris, a permis d'isoler un bacille très mobile, présentant les principaux caractères de culture du bacille d'Eberth, s'agglutinant même par le typhus-sérum [1] ». Quelques jours après, on décelait le bacille typhique dans des échantillons d'eau prélevés au quartier Dupleix, à la caserne du Prince-Eugène, ainsi qu'à l'Ecole militaire. Le 7 septembre, une analyse démontrait l'existence du coli bacille dans tous les échantillons d'eau de la Vanne ; et dans celle des drains du Maroy, la présence de bacilles ayant tous les caractères de l'Eberth.

A la même époque, la ville de Sens, également desservie par la dérivation de la ville de Paris, était le siège d'une épidémie de fièvre typhoïde. Il est d'ailleurs intéressant de faire remarquer le parallélisme presque constant des cas de fièvre typhoïde dans ces deux villes, alimentées toutes deux en eau de Vanne, Sens et Paris, et la possibilité de retrouver la cause de ces cas, dans les fermes et les habitations qui avoisinent les sources de la Vanne.

[1] Analyses des sources de la Vanne, en 1899, *Travaux de la Commission*, 1899-1900, pp. 134 et 135.

La ville de Sens, qui compte 14.920 habitants, est alimentée, depuis 1881, en eau de Vanne, à raison de 600 mètres cubes par jour. En 1894, année où la fièvre typhoïde éprouva aussi une recrudescence à Paris, il y eut de février à la fin d'avril, 32 cas et 9 décès. Tous les cas furent observés dans les quartiers alimentés par l'eau de la dérivation ; les quartiers Saint-Paul et Saint-Clément, non desservis encore par cette dérivation, restèrent indemnes. Le parallélisme de la marche de l'épidémie à Sens et à Paris est frappant : apparition des premiers cas à la fin de février, augmentation en mars, avril, mai; diminution en juin; recrudescence assez marquée en juillet et août.

Nous n'en finirions pas, si nous voulions citer tous les faits, qui démontrent l'apport de germes d'origine fécale dans les eaux de la Vanne. Prenons au hasard : A Sens, un ruisseau, le rû de Mondereau, traverse toute la ville, pour aller se jeter à l'Yonne. Il passe dans l'hôpital, où il sert à l'essangeage du linge sale ; on peut y voir des linges remplis de matières fécales étendus sur des planches, en travers de ce cours d'eau. Plus loin, le ruisseau alimente un lavoir, puis un abreuvoir. A la sortie du lavoir public, ses eaux sont employées à entretenir un écoulement permanent dans les ruisseaux d'un certain nombre de rues de la ville. Quoi d'étonnant, qu'on retrouve les germes d'origine fécale dans les eaux de la Vanne, quand elles ont reçu le produit de cette irrigation, peu hygiénique, il faut l'avouer [1].

[1] Enquête médicale et épidémiologique dans le bassin de la Vanne, par le Dr A. J. Martin, *Travaux de la Commission*. 1899-1900, pp. 123 à 126.

A Vaumort, en septembre 1899, on signale un cas de fièvre typhoïde : les linges étaient lavés dans le lavoir communal, qui communique avec la source du Miroir.

Nous citerons enfin, en terminant, le cas de la petite épidémie de Villechétive (1898-99), qui est des plus instructifs. Tous les habitants du château buvaient de l'eau de la source de Dillo. Or cette eau traverse, à son origine, un lavoir public, où tous les habitants lavent leur linge, et deux abreuvoirs. Un puits, dont l'eau était utilisée, était souillé par des débris d'animaux, qu'on y jetait. Enfin, jusqu'à ces toutes dernières années, les matières de vidange et autres nuisances étaient déversées dans des puisards, en communication certaine avec les sources : la fluorescéine s'y transporte avec une vitesse de 47 mètres à l'heure[1].

Nous ne pousserons pas plus loin cette énumération de faits, car il nous semble prouvé surabondamment, que l'eau de la Vanne est soumise à toutes sortes de contaminations avant sa captation. C'est d'ailleurs dans la zone d'alimentation de la Vanne à Paris que la mortalité typhoïdique a atteint son maximum, au cours de l'épidémie de 1899.

ÉTUDE DES EAUX DE L'AVRE

Constitution du bassin. — Périmètre d'alimentation.

L'Avre prend sa source dans la forêt du Perche, traverse un certain nombre d'étangs, et à un certain

[1] *Idem*, pp. 130 à 134.

moment, par suite de la nature même du sol et du sous-sol, se perd, soit dans des trous et des bétoires, capables d'absorber plus de 100 litres d'eau à la seconde, soit dans un terrain perméable, où sa disparition a lieu insensiblement. Les affluents se perdent, comme l'Avre elle-même, dès que le sous-sol devient crayeux.

Les sources captées par la Ville de Paris se trouvent *en aval* de ces pertes. La nappe qui leur donne naissance, circule au travers des diaclases de la craie turonienne. Le débit des sources est de 90.000 mètres cubes par vingt-quatre heures.

La zone d'alimentation des sources est très étendue. Elle embrasse un polygone de 120 kilomètres carrés environ, habité par une population de 5915 habitants, soit une moyenne de 32 habitants par kilomètre carré.

Voies de contamination.

Les fissures, les bétoires, et les mardelles, que nous avons étudiés à fond, au sujet des eaux de la Vanne, sont loin d'être rares dans le bassin d'alimentation de l'Avre, surtout en amont des sources captées par la Ville de Paris. C'est même dans la vallée de l'Avre, qu'ont été faites les premières recherches par la fluorescéine et la levure, et nous ne pouvons mieux faire que de résumer succinctement ces expériences, comme nous l'avons fait pour la Vanne.

Expériences à la fluorescéine[1] (M. Marboutin.) avril 1900.

[1] Etude de l'Avre, Rapport de M. Albert Lévy, *Travaux de la Commission*, pp. 239 à 252.

1. Bétoire de Veau-Renard, sur le Buternay. Distance du bétoire aux sources, 4700 mètres.

600 grammes de fluorescéine. Coloration visible dans l'eau des sources, après trente-deux heures. Vitesse de propagation, 116 mètres à l'heure. Les eaux perdues dans ce bétoire se répandent sur une superficie considérable, dans la vallée de l'Avre et de la Vigne.

2. Bétoire du Haut-Chevrier, sur le Lamblore. Distance aux sources, 8.800 mètres. 900 grammes de fluorescéine. Coloration visible dans l'eau des sources au bout de soixante-huit heures, persiste trente-deux heures. Vitesse de propagation moyenne : 132 mètres à l'heure. Les eaux perdues dans ce bétoire se répandent sur plus de 80 kilomètres carrés.

Expériences à la levure de bière[1] (MM. Miquel et Cambier, 3 avril 1900).

1. Bétoire du Haut-Chevrier : 1 kilogramme levure pressée.

2. Bétoire du Souci : 500 grammes de levure.

3. Bétoire de Veau-Renard : 2 kilogrammes de levûre.

Prélèvements toutes les quatre heures, au point O de l'aqueduc.

5 avril. — On constate la présence des saccharomyces dans les échantillons, et jusqu'au 7 avril, tous

[1] Rapport sur la communication des bétoires de la région des sources de l'Avre avec les sources captées par la ville de Paris, par le Dr Miquel, *Travaux de la Commission*, pp. 252 à 262.

les échantillons puisés en contiennent. La présence de ces germes cesse le 10 avril.

6 avril. — On décèle la présence des saccharomyces au réservoir de Montretout. Le 7 avril, un échantillon, prélevé au réservoir de Passy, détermine une fermentation énergique du bouillon sucré.

Il est utile de faire remarquer que des analyses préalables et répétées de l'eau de l'Avre, n'avaient jamais permis d'y déceler la présence de saccharomyces.

En résumé, la levure de bière, introduite à la date du 3 avril dernier, dans les trois bétoires désignés, a gagné aisément les sources de l'Avre. Elle a pu être décelée au bout de trente-deux heures, en un point voisin de leur émergence. La présence de cette même levûre a été constatée au réservoir de Montretout trente heures après son apparition à l'hectomètre O de l'aqueduc, et un jour plus tard au réservoir de Villejust.

Ces expériences semblent donc bien démontrer que les nappes souterraines reçoivent des eaux de surface insuffisamment filtrées, surtout pendant les périodes pluvieuses de l'année ; et que, par conséquent, comme le reconnaît le Dr Henri Thierry, dans le rapport sur son enquête médicale, dans le bassin de l'Avre :

« Il ne serait pas sans danger, de conclure à une garantie absolue d'innocuité des eaux fournies par la région que nous venons de décrire, si une épidémie transmissible hydriquement venait à éclater dans les villages, fermes et moulins de l'Avre supérieure [1] ».

[1] Enquête médicale et épidémiologique dans le bassin de l'Avre et de la Vigne, par le Dr H. Thierry, *Travaux de la Commission*, 1899-1900, pp. 104 à 116.

Malheureusement, comme nous allons le voir, ces germes « transmissibles hydriquement » n'existent que trop aux alentours des sources, et les précautions prises pour en éviter la diffusion, sont là, comme partout, excessivement rudimentaires.

Causes de contamination.

Si la région haute de l'Avre est relativement saine, tant que les eaux se trouvent en forêt, il n'en est plus de même, dès qu'on arrive dans les parties habitées.

Chaque année, on signale des cas de fièvre typhoïde, qui, pour être isolés ou du moins peu nombreux, n'en sont pas moins troublants, quand on connaît les habitudes peu hygiéniques de ces régions. Dans la plupart de ces cas, les déjections étaient jetées directement dans l'Avre, ou sur des fumiers situés à quelques mètres du bord de l'eau ; les linges souillés de matières fécales sont lavés dans l'Avre, dans le ruisseau de Buternay, ou dans des lavoirs alimentés par leurs eaux, qui retournent immédiatement se perdre dans les cours d'eau, dont elles sont dérivées.

Nous ne citerons que l'épidémie de Chennebrun en octobre 1899, qui a fait le sujet d'une enquête spéciale de la part de la Commission de Montsouris. Cette épidémie, apportée dans la localité par un jeune soldat, qui avait contracté la fièvre typhoïde à Paris, compta en tout seize cas. Il ne s'est présenté aucun cas chez les habitants qui se servaient de l'eau de puits. Au contraire, les gens seuls, qui se servaient comme eau de boisson de l'eau de l'Avre, ont été atteints par la maladie. Dès le début de l'épidémie, l'Avre a été infectée, non seulement à l'aide des déjections jetées par la fenêtre de la maison du soldat, mais aussi par les lavoirs, où les linges souillés étaient portés[1].

Le village de Chennebrun ne possède pour ainsi dire pas de fosses d'aisances. Les matières usées sont jetées aux fumiers, dans la rue, au ruisseau, derrière les maisons, sur le sol même ; on en voit des traces, notamment le long du fossé qui réunit les deux bras de l'Avre.

Les lavoirs sont sur le cours de l'eau. En un mot, l'histoire de Chennebrun est celle des villages en général, et même de certaines villes, traversées par un cours d'eau ; il s'y pratique *le tout au ruisseau*, le « *tout à l'Avre* ».

Lors des grandes pluies d'automne, les poussières, les déjections, même celles desséchées des typhiques, sont entraînées à l'Avre, et nul ne peut répondre de l'innocuité des eaux fournies à la ville de Paris.

Restent encore, comme points dangereux, les lavoirs, dont les eaux s'engouffrent dans des bétoires, et rejoignent de là la nappe souterraine, et les cimetières, que l'habitude du pays fait placer sur le bord des ruisseaux. On signale en effet que, pendant l'hiver, certaines parties de ces cimetières se remplissent d'eau, laquelle lave les tombes et se charge de germes qui peuvent ainsi arriver aux sources.

[1] Enquête sur une épidémie de fièvre typhoïde à Chennebrun sur Avre (Eure), par le Dr H. Thierry, *Travaux de la Commission*, pp. 118 à 123.

Il est un fait certain, c'est que la région de l'Avre inférieure, qui use aussi de l'eau d'Avre comme boisson, possède la fièvre typhoïde [1] à l'état endémo-épidémique. Il semble donc, d'après les faits que nous venons d'étudier, que les eaux amenées à Paris ne présentent, au point de vue hygiénique, que des garanties de sécurité bien aléatoires.

ÉTUDE DES EAUX DE LA DHUIS

Constitution du bassin. — Périmètre d'alimentation

Les sources de la Dhuis sont les plus anciennes des sources captées à grande distance, et amenées par une dérivation jusqu'à Paris. Elles sont situées à 130 kilomètres de la capitale, à 128 mètres d'altitude. Leur débit est de 20.000 mètres cubes par jour environ. Elles sont recueillies, au milieu des éboulis, par deux tuyaux de fonte.

Le périmètre d'alimentation des sources de la Dhuis est d'environ 92 kilomètres carrés, recouverts en partie par des bois. La population totale est de 1931 habitants, c'est-à-dire une moyenne de 21 habitants par kilomètre carré. Cette moyenne est inférieure à celle de la région de la Vanne, par exemple, qui est de 27.

Au point de vue de sa constitution géologique, le bassin de la Dhuis est surtout formé de marne et de cal-

[1] *Travaux de la Commission*, années 1899-1900, pp. 114 et 115.

caire. Ce calcaire constitue le fond et les coteaux des vallées, qui avoisinent la source; il absorbe les eaux de pluie par infiltration. Souvent même il reçoit directement les eaux de ruissellement, par suite de la formation de bétoires. Ce calcaire joue donc, dans la région de la Dhuis, le rôle de la craie dans les régions de l'Avre et de la Vanne. C'est au travers des fissures, qui le sillonnent, que circule la nappe venant émerger aux sources captées par la ville de Paris ; et cette nappe est sujette à des contaminations nombreuses, soit par manque d'épuration des eaux de ruissellement, qui s'infiltrent rapidement, soit par suite de l'engouffrement direct des eaux sauvages.

Voies de contamination

Les considérations qui précèdent, sur la constitution du bassin de la Dhuis, laissent bien entendre, que nous ne trouverons pas ici des garanties supérieures à celles des autres dérivations. En effet, ces sources ont été captées dans les calcaires, ceux-ci étant les seuls terrains susceptibles de fournir de grandes quantités d'eau. Au moment des grandes pluies, les eaux de la Dhuis deviennent très louches, et se troublent tellement à certains moments, que l'on est forcé de les mettre en décharge.

Aussi la Commission a-t-elle fait instituer, pour la Dhuis, les mêmes expériences que pour l'Avre et la Vanne, et les résultats n'ont pas été moins concluants.

Nous empruntons le compte rendu de ces expériences au rapport de M. Le Couppey, à la Commission scientifique de perfectionnement de l'observatoire de de Montsouris, 3 juin 1901 [1].

Expériences à la fluorescéine. — M. Le Couppey, 1900 - 1901.

1° Bétoire de la Noue Mangeard. Les eaux qui s'y engouffrent sont le produit d'un bassin de 510 hectares, (60 habitants). Il absorbe 100 litres à la seconde.

500 grammes de fluorescéine — Coloration des sources sensible après treize heures — Vitesse de propagation : 264 mètres à l'heure.

2° Bétoire de la Cramaillerie. Absorbe 5 à 6 litres à la seconde.

300 grammes de fluorescéine — Vitesse de propagation : 217 mètres à l'heure.

3° Bétoire de Villemoyenne. Distance à la source : 5.500 mètres — Absorbe 5 à 6 litres à la seconde, et sert d'égout à un bassin de 950 hectares (280 habitants).

1.200 grammes de fluorescéine — Coloration sensible après trente heures — Vitesse de propagation : 186 mètres à l'heure.

4° Bétoire de Rougefosse. Distance : 3 kilomètres, sert d'exutoire à 200 hectares de forêts.

800 grammes de fluorescéine — Pas de coloration dans les sources.

5° Bétoire Boulorée. Distance : 400 mètres.

100 grammes de fluorescéine — Au bout de quatre heures, coloration intense de l'eau des sources, exigeant la mise en décharge.

[1] Etude du périmètre d'alimentation de la Dhuys, Rapport de M. Max Le Couppey de la Forest, *Travaux de la Commission*, années 1900-1901, pp. 203 à 217.

6° Bétoires 4 et 5 de Rougefosse. Absorbent 10 à 20 litres.

350 grammes de fluorescéine — Résultat négatif.

7° Bétoire du Bailly. 900 grammes de fluorescéine. Résultat douteux.

L'auteur de ces recherches lui-même admet que les expériences négatives n'ont pas de valeur bien probante, à cause du niveau très bas des eaux, au moment où elles ont été faites. En tous cas, les quatre expériences positives suffisent à prouver que, pour la Dhuis comme pour l'Avre et la Vanne, il existe de nombreuses voies de contamination par les eaux de surface.

Causes de contamination

Il semble cependant que les agents de contamination soient plus rares dans le bassin de la Dhuis, du moins pour ce qui est des germes d'origine fécale, précisément à cause du peu de densité de la population dans son périmètre d'alimentation.

Il n'en est pas moins vrai, que les analyses de M. Miquel ont décelé le coli bacille dans les eaux de la Dhuis, dans 39 pour 100 des cas.

En résumé, il semble que la région des sources de la Dhuis, tout en étant, pour le moment, relativement indemne de fièvre typhoïde, soit, en cas d'épidémie, sous le coup d'une contamination inévitable.

Nous venons d'étudier les causes de contamination des eaux de Paris au niveau de leur captation, nous ne parlerons pas des souillures qui peuvent les atteindre dans l'aqueduc de dérivation qui les amène à Paris, et nous dirons seulement, en terminant, un mot sur les causes de contamination au niveau du point de distribution. Dans certaines maisons, il existe, aux étages supérieurs, des réservoirs, où l'eau de source s'emmagasine, mais où elle est soumise à toutes sortes de souillures, par les poussières, par les cadavres d'animaux qui s'y viennent noyer. Il faut donc surveiller à la fois les sources, l'eau des réservoirs parisiens, et l'eau recueillie à l'intérieur des maisons particulières.

La Commission scientifique de Montsouris a proposé, en effet, un système de surveillance médicale, ayant pour but d'améliorer les conditions de pureté des eaux distribuées à Paris. Cette surveillance aurait comme tâche de déterminer exactement le périmètre d'alimentation des sources, de signaler scrupuleusement tous les cas de fièvre typhoïde se produisant dans ce périmètre, de boucher les bétoires, de faire supprimer le tout à l'égout dans les villes le long des sources, de faire drainer les cimetières et supprimer les lavoirs. Il est à peine besoin de faire remarquer combien serait illusoire et vaine cette surveillance, s'étendant à des surfaces de terrain de 150.000 ou 200.000 hectares, et quelles difficultés matérielles insurmontables elle rencontrerait dans son exécution. On est donc bien forcé de reconnaître que le captage des eaux de sources n'a pas donné à Paris les résultats qu'on était en droit d'en attendre, étant donné les dépenses faites et les travaux entrepris.

La distribution d'eau à Paris ne donnera jamais de *l'eau de source*, mais bien de *l'eau de rivière*, et de l'eau de rivière sale, contenant le résidu du tout à l'égout d'une centaine de villes et de villages, elle sera toujours, comme l'a dit un hygiéniste, un véritable *arrosoir à fièvre typhoïde* [1].

[1] Ad. Kemna, Biologie du filtrage au sable (*Bulletin de la Société Belge de géologie*).

DEUXIÈME PARTIE

DIVERS SYSTÈMES A FILTRATION NATURELLE

Au lieu de capter simplement l'eau des sources, ou du moins ce que l'on considère comme tel, ainsi qu'on l'a fait à Paris, et d'utiliser cette eau telle quelle, pour l'alimentation en eau potable des villes, sans lui faire subir aucune filtration, aucune épuration, on a cherché, depuis longtemps déjà, à utiliser pour cette alimentation divers systèmes, où l'eau subit, avant son emploi, une réduction notable de ses éléments étrangers et nuisibles, opérée par le sol lui-même : ce sont ces divers systèmes à *filtration naturelle*, que nous allons maintenant passer rapidement en revue.

Nous aurons à nous occuper successivement des divers procédés qui soumettent à cette filtration naturelle :

A. L'eau atmosphérique recueillie directement;

B. L'eau puisée dans la nappe souterraine superficielle ou profonde;

C. L'eau venant des fleuves ou rivières.

A. **Eau de pluie (citernes).**

L'idée qui devait se présenter d'abord à l'esprit, était évidemment de recueillir l'eau atmosphérique au moment de sa chute sur le sol, pour l'emmagasiner et la conserver. L'eau de pluie est en effet généralement très pure, très pauvre en germes, et très peu minéralisée. Mais, outre qu'il est difficile de recueillir de grandes masses d'eau de pluie d'une manière convenable, il est plus difficile encore de conserver ces masses, et d'y empêcher la pullulation de petits animaux, de plantes inférieures et de bactéries qui corrompent l'eau et lui donnent un goût et une odeur insupportables.

Aussi ne nous arrêterions-nous pas à ce procédé, très rarement employé en Europe, et surtout usité dans les villes d'Orient, s'il n'avait reçu un grand perfectionnement, par l'adjonction aux citernes d'un système de filtration naturelle, dont les citernes-filtres de Venise sont restées le type. Elles étaient formées par un bassin tronc-conique, à parois étanches, rempli de sable, au milieu duquel s'enfonçait un puits en briques, couronné à sa partie supérieure par une margelle en saillie : l'eau de pluie tombait sur des surfaces pavées et convenablement inclinées, était recueillie par un petit canal périphérique, d'où elle pénétrait dans le sable, et gagnait, en se filtrant, le fond du puits. L'un des inconvénients de ce système, qui a été imité par les ingénieurs de l'Ouest-Africain, était de fournir une eau à une température trop élevée. On comprend d'autre part, qu'une installation de ce genre ne puisse suffire à la consommation d'une grande ville.

[1] *L'alimentation en eau et l'assainissement des villes*, par le Dr Imbeaux, Paris, 1902. E. Bernard et Cie, imprimeurs et éditeurs, 29, quai des Grands-Augustins.

B. Eau de la nappe souterraine.

Au lieu de recueillir l'eau atmosphérique au moment même de sa chute sur le sol, d'autres systèmes vont l'atteindre, au moment où, après avoir traversé une certaine épaisseur de terrain, et s'être débarrassée, dans les couches profondes, des impuretés dont elle s'était chargée au contact des assises superficielles, elle se trouve arrêtée par une couche imperméable, qui la retient dans les pores ou fissures du terrain perméable sus-jacent, et détermine ainsi la formation des *nappes souterraines*. A cette catégorie de procédés appartiennent tous les puits, dont les modèles sont si nombreux, et que l'on peut diviser en deux grandes catégories, suivant qu'ils puisent l'eau dans la nappe souterraine superficielle, ou qu'il vont la chercher jusque dans les couches profondes du sol.

Puits superficiels. — C'est évidemment à la nappe superficielle, que l'homme a le plus de facilité de puiser, et c'est à elle qu'il s'adresse de temps immémorial. Mais elle a l'inconvénient d'être plus facile à polluer, et, par suite, plus dangereuse pour la santé. Pour donner de l'eau vraiment pure, un puits doit, en premier lieu, descendre et s'encastrer dans la couche imperméable; en second lieu, il doit être dans l'impossibilité absolue de recevoir des infiltrations d'eau de surface, d'eaux ménagères, industrielles, etc., de purin, d'urine, de fosses d'aisances; c'est-à-dire qu'il faut le rendre imperméable, dans toute la partie située au-dessus du fond de la nappe, au moyen d'une maçonnerie étanche. Malheureusement, dans la plupart des villages, le puits est entre le fumier et la fosse d'aisances, « comme s'il était chargé de ramener à l'organisme humain toutes les immondices dont on devrait avoir hâte et soin de se débarrasser [1] ». Quant aux puits de l'intérieur des villes, ils sont tous condamnés en principe, la nappe souterraine étant contaminée en grand, sous les villes : l'exemple de nombreuses agglomérations urbaines, étudiées sous ce rapport, permet d'affirmer que la nappe des puits ne contient qu'une dilution d'urine, *une vraie lessive de ville*, suivant l'expression allemande (Stadtlaüge), absolument inutilisable pour la boisson.

Les puits superficiels sont donc à rejeter en principe.

Qu'il nous soit permis cependant, avant de passer à l'étude des forages qui atteignent la nappe profonde, de signaler une variété de puits qui peuvent rendre de grands services, pour l'alimentation en eau de petites agglomérations, et présentent plus de sécurité que ceux dont nous venons de parler, ce sont les *puits tubulés* (Rohrbrünnen), dont nous avons pu étudier le fonctionnement à l'Ecole du Service de Santé militaire de Lyon, grâce à la bienveillance de M. le médecin-major de 1re classe Boisson, qui a bien voulu nous faire visiter l'installation, et nous en expliquer le principe.

L'eau destinée à l'alimentation des réservoirs de l'Ecole, est fournie par quatre puits tubulés, séparés par un intervalle de 50 centimètres environ, et forés, les

[1] Dr Imbeaux, *loc. cit.*

deux premiers à 10 mètres, les deux autres à 20 mètres de profondeur.

La rencontre d'une couche rocheuse a empêché de pousser le forage plus profondément. Tout ce qui se trouve au-dessus de cette couche infranchissable, est constitué :

1° Par le fond du lit d'un ancien bras du Rhône;

2° Par une couche de gravier très épaisse, apportée, il y a quelques années, pour faire disparaître les dérivations du Rhône et niveler le terrain.

Les eaux fournies par les puits tubulés appartiennent donc à la nappe souterraine superficielle, mais le tube n'étant perforé que dans sa partie inférieure, ne prend que l'eau profonde, et il y a peu de danger d'infiltration des eaux de surface.

Nous avons résumé, dans le tableau ci-contre, une série d'analyses bactériologiques que nous devons à l'obligeance de M. le médecin-major de 1re classe Boisson, et qui ont été faites par lui depuis la mise en fonctionnement des puits. Elle démontrent nettement que l'eau subit, en temps ordinaire, une purification suffisante par suite de sa filtration dans le sous-sol, mais qu'à la suite de pluies abondantes et prolongées, il peut se produire des infiltrations d'eau de surface, qui sont recueillies par le puits, sans avoir subi une réduction suffisante de leurs éléments bactériens.

Analyses de l'eau fournie par les puits de l'Ecole du Service de Santé militaire.

N°	Date de l'analyse	Analyse quantitative Germes par cmc.	Analyse qualitative (B. pathogènes)	Observations
1.	20 août 1894	57.500	Coli-bacille	Après huit jours de fonctionnement.
2.	7 sept. 1894	7500	Coli bacille	
3.	19 oct. 1894	792	Coli bacille	
4.	1 avril 1895	500	»	Crue exceptionnelle du Rhône.
5.	24 juin 1895	86	»	
6.	30 oct. 1895	4	»	Légère crue du Rhône.
7.	21 nov. 1895	14	»	Crue du Rhône.
8.	22 déc. 1895	9	Leptothrix B. termo Paracolibac.	A surveiller : germes d'origine fécale
9.	1er mai 1896	0	»	
10.	5 juin 1896	16	»	
11.	9 juil. 1896	47	Coli-bacile virulent.	Orage violent, pluie abondante.
12.	5 janv. 1897	20	»	
13.	1er mars 1897	5	»	
14	21 avril 1897	13	Staphylocoque doré.	
15.	14 juin 1897	17	»	
16.	26 nov. 1897	400	»	Consommation diminuée : Niveau très bas du Rhône.
17.	18 fév. 1898	410	»	
18.	17 mai 1898	1096	»	Pluies abondantes. Infiltrations de surface.
19.	17 juil. 1898	20	»	
20.	27 oct. 1198	33	»	
21.	26 nov. 1898	70	»	
22.	17 mai 1899	33	»	
23.	18 sept. 1899	7	»	
24.	20 juin 1900	17	»	
25.	19 avril 1901	330	»	

Puits profonds. — Les nappes souterraines profondes ont l'avantage d'être d'ordinaire bien protégées, et c'est là qu'on a le plus de chance de trouver l'eau dans sa pureté la plus parfaite : l'eau y a, en outre, une grande fixité de composition et de température. Aussi les puits profonds sont-ils de beaucoup préférables aux puits superficiels, à condition qu'il n'existe pas de fissures amenant les souillures de la nappe superficielle, et que l'ustensile de puisage ne vienne pas souiller l'eau : ainsi le seau vulgaire doit être généralement remplacé par la pompe.

Quand l'eau de la nappe profonde se trouve enfermée sous pression, entre deux couches imperméables, et qu'on l'atteint par un trou vertical, elle s'élève à une certaine hauteur dans le trou de forage, et parfois même déborde et jaillit par l'orifice, pour constituer un *puits artésien*. L'eau fournie par ce genre de puits est d'ordinaire très pure, malheureusement sa température trop élevée (28 ou 30 degrés), et sa minéralisation excessive la rendent impropre à l'alimentation.

C. **Eau des fleuves et rivières**

Nous en arrivons enfin à la dernière des trois classes, que nous avons délimitées parmi les procédés utilisant la filtration naturelle, à celle qui puise l'eau dans les cours d'eau, fleuves ou rivières, et qui comprend, elle aussi, plusieurs systèmes ; nous n'étudierons que les deux principaux : les galeries filtrantes, usitées dans plusieurs grandes villes de France, et les puits Lefort.

Galeries filtrantes. — Les galeries filtrantes, créées par d'Aubuisson à Toulouse, en 1828, sont fondées sur cette remarque, qu'en prenant l'eau, non pas directement dans un cours d'eau, mais dans les graviers de la rive, on obtient une eau exempte des impuretés et des troubles de la rivière. Ce système fut vivement discuté au point de vue de ses résultats, et Belgrand entre autres ayant remarqué, dans un certain nombre de galeries, une différence notable entre la composition chimique, la température des eaux captées, et celles de la rivière même, en conclut que l'eau recueillie par une galerie provenait principalement de la nappe souterraine, alimentée par le déversement des nappes des coteaux. Cette idée ne doit pas être généralisée, car dans plusieurs grandes villes où fonctionne ce système, telles que Toulouse, Montauban, Béziers, Lyon, il paraît certain que l'eau des galeries vient bien des rivières. Nous prendrons comme type de notre description, les galeries filtrantes de Lyon, creusées le long du Rhône, près du pont Saint-Clair [2].

Il existe parallèlement à la berge, une galerie souterraine qui collecte l'eau du Rhône, et qui se trouve séparée du lit du fleuve, par une couche de gravier de 17 mètres, formant un véritable filtre naturel.

[1] Sur le projet d'amélioration et d'extension du service des eaux de la ville de Lyon, par M le professeur Arloing (*Revue d'hygiène et de police sanitaire*, 1891, p. 97).

[2] M. le Professeur agrégé Roux a bien voulu se mettre à notre disposition pour nous faire visiter les galeries filtrantes de Saint-Clair : nous sommes heureux de pouvoir lui exprimer ici notre vive gratitude pour la grande bienveillance qu'il nous a témoignée.

De plus, la galerie est elle-même séparée des bassins, par une seconde couche de sable de 3 mètres.

En un mot, la galerie filtrante recueille des eaux, qui ont fait un certain trajet dans les canalicules souterrains que les grains de sable et de gravier laissent entre eux: c'est dans ce trajet que l'eau abandonne les particules terreuses et les microbes qu'elle tenait en suspension, qu'elle se clarifie et se filtre. Quelle est la valeur de cette filtration au point de vue microbien?

« Elle paraît variable suivant les conditions, et dépend des éléments suivants :

« 1° De la nature, de la finesse et de l'homogénéité du sable et du gravier traversés ;

« 2° De l'épaisseur de la tranche filtrante ;

« 3° De la vitesse de la filtration, et par suite, de la pression, ou différence de niveau entre l'eau de la rivière et la galerie ; cette vitesse doit évidemment rester modérée ;

« 4° Enfin du nombre des germes de l'eau brute elle-même; la tranche filtrante n'arrêtant qu'une fraction du nombre de ces germes, il y a tout intérêt à opérer sur de l'eau aussi peu chargée que possible en bactéries, et à rechercher les points de son cours, où la rivière est le moins contaminée [1]. »

A Lyon, par exemple, d'après les analyses, l'eau des galeries est très peu chargée en germes : l'eau du Rhône, déjà relativement pure, contenant 76 germes par centimètre cube, celle des galeries n'en contient plus que 6. Une autre analyse a donné 127 germes pour le Rhône,

[1] Dr Imbeaux, *loc. cit.*

et 15 dans l'eau de la galerie. On voit donc que la réduction est environ de 10 à 1.

Mais après les grandes pluies, il se forme des fissures, qui amènent des infiltrations d'eau très trouble. Si on est obligé de remanier la couche de terrain filtrant, la filtration ne se produit plus, le filtre n'étant plus colmaté.

D'autre part, par suite de l'encrassement progressif du terrain filtrant, la galerie finit par fournir une quantité insuffisante d'eau, et les Compagnies, pour suffire aux besoins, ont grande tendance à laisser pénétrer l'eau en nature dans les galeries. Ce système est donc passible de graves objections.

Depuis, pour suppléer aux galeries insuffisantes, on a creusé à Saint-Clair de nombreux puits, (5 en 1886, 38 en 1896,) de 5 à 6 mètres de profondeur, dans une partie submersible, qu'on a dû protéger par un corroi argileux de 2 mètres d'épaisseur, pour éviter, les infiltrations au moment des crues. En résumé, ce système bien que très supérieur au procédé parisien, est encore sujet à bien des irrégularités, et ne peut donner de sécurité absolue, vu le manque de surveillance qu'il comporte.

Voici d'ailleurs les conclusions du rapport présenté le 24 avril 1890 au Conseil d'hygiène et de salubrité du département du Rhône : « Le système de filtration latérale de l'eau du Rhône, à Lyon, donne une boisson qui, sauf la température, se rapproche beaucoup d'une eau de source.

Par suite de conditions particulières à notre fleuve, le résultat sera notablement supérieur à celui que l'on obtient dans plusieurs grandes villes, que nous pourrions citer.

Toutefois le système filtrant de Saint-Clair n'est pas irréprochable, et ne le sera probablement jamais[1].

Puits Lefort. — Il reste enfin à signaler l'essai intéressant fait à Nantes, il y a une dizaine d'années, d'un puits filtrant spécial[2] imaginé par M. Lefort. Ces puits, installés dans l'île Beaulieu, au milieu du courant de la Loire, sont en maçonnerie étanche, d'une profondeur de 7 m. 50 environ. Ils sont entourés d'un massif de sable fin rapporté, d'un véritable îlot artificiel de 10 mètres de rayon minimum, au travers duquel l'eau du fleuve se filtre, avant de parvenir aux parois du puits, Dans l'épaisseur de ces parois sont disposées 13 rangées horizontales de barbacanes, distantes de 50 centimètres environ les unes des autres, et remplies elles-mêmes de gravier fin, maintenu par une toile métallique. C'est au travers de ces barbacanes, que l'eau, déjà filtrée par le massif de sable, pénètre dans le puits, où elle est recueillie par un tuyau collecteur. Les résultats obtenus sont relativement bons. Deux analyses de 1890, dues à M. Miquel, donnent pour l'eau de la Loire 9350 et 24.000 bactéries par cmc., et pour l'eau du puits 73 et 132. Malgré cela, ce système n'a pas été généralisé, par suite de la difficulté d'installer et de maintenir ces puits dans le lit des grands fleuves.

Un autre essai analogue a été tenté à Budapest, où on a foncé dans le lit du Danube, de grands puits

[1] *Revue d'hygiène et de police sanitaire*, 1891, *loc. cit.*

[2] L'eau filtrée à Nantes et le puits Lefort, par M. le professeur Jouon (*Revue d'hygiène et de police sanitaire*, 1891, p. 119).

maçonnés, étanches, recevant seulement à leur partie inférieure l'eau filtrée dans le fond du lit, sous une couche naturelle de 4 à 6 mètres de gravier, et collectée par des tubes fenêtrés aboutissant à chaque puits.

En somme, les différents systèmes à filtration naturelle, que nous venons de passer rapidement en revue, ne peuvent, malgré leurs résultats en apparence satisfaisants, donner une sécurité absolue. C'est pourquoi la préférence nous paraît devoir être donnée à la filtration artificielle, réglée, et soumise à une surveillance constante au point de vue de ses résultats. C'est cette filtration que nous avons été à même de voir fonctionner sur place, dans notre voyage à Hambourg; nous allons maintenant l'étudier.

TROISIÈME PARTIE

FILTRATION ARTIFICIELLE DANS DES BASSINS A SABLE

(Hambourg)

Les premières applications de la filtration artificielle par les bassins à sable ont été faites en Angleterre, et remontent presque au début du siècle dernier ; mais ce système est entré vraiment dans la pratique, à la suite du choléra de 1892, depuis qu'une Commission d'hygiènistes allemands en a établi les règles.

Le nombre des villes anglaises qui utilisent les filtres à sable est considérable. En France, ce procédé a été mis à l'essai dans la banlieue de Paris, à Choisy-le-Roi, Neuilly-sur-Marne et Nogent-sur-Marne, où l'eau subit, avant sa filtration, une épuration préalable par le système Anderson. Mais c'est surtout en Allemagne, que la filtration au sable a pris son plus grand développement, et les établissements de filtration de Berlin et de Hambourg sont de véritables modèles de ce genre d'installation. C'est à Hambourg que, sur le conseil de M. le professeur Courmont, nous nous sommes rendus dans le courant du mois d'août 1902, afin d'étudier par nous-même et de *visu*, l'installation et le fonctionnement des filtres à sable. Nous sommes heureux de pouvoir exprimer ici tous nos sincères remerciements à M. le Dr Wolfgang Weichardt, Assistant à l'Institut hygiénique de la ville de Hambourg, pour l'extrême obligeance avec laquelle il a bien voulu se mettre à notre disposition, pour nous guider dans notre visite à l'établissement de filtration, et nous donner les détails les plus complets sur son fonctionnement et ses résultats.

I. DESCRIPTION D'ENSEMBLE

L'établissement de filtration de Hambourg a été créé par l'ingénieur en chef F. André Meyer, en 1892, à la suite de la terrible épidémie de choléra qui dévasta cette ville.

L'installation primitive prît de l'extension en 1896, par l'adjonction d'un second réservoir d'eau filtrée, et, en 1897, par la création de quatre nouveaux filtres.

L'établissement est situé à 3 kilomètres environ en amont de la ville, sur la rive droite de l'Elbe, et comprend trois parties bien distinctes : La prise d'eau et les bassins de sédimentation de Billwarder Insel, les bassins filtrants de Kaltehofe-Insel, et enfin l'usine élévatoire et les réservoirs de Rothenburgsort. Dans le but de protéger l'installation contre les marées, les deux îles ont été entourées de fortes digues de 9 m. 50 de hauteur au-dessus de l'étiage de l'Elbe. Ces digues circonscri-

[1] Cf. *Das Wasserwerk der freien und Hansestadt Hamburg*, von F. Andreas Meyer, Hamburg, 1894. Verlag von Otto Meissner.

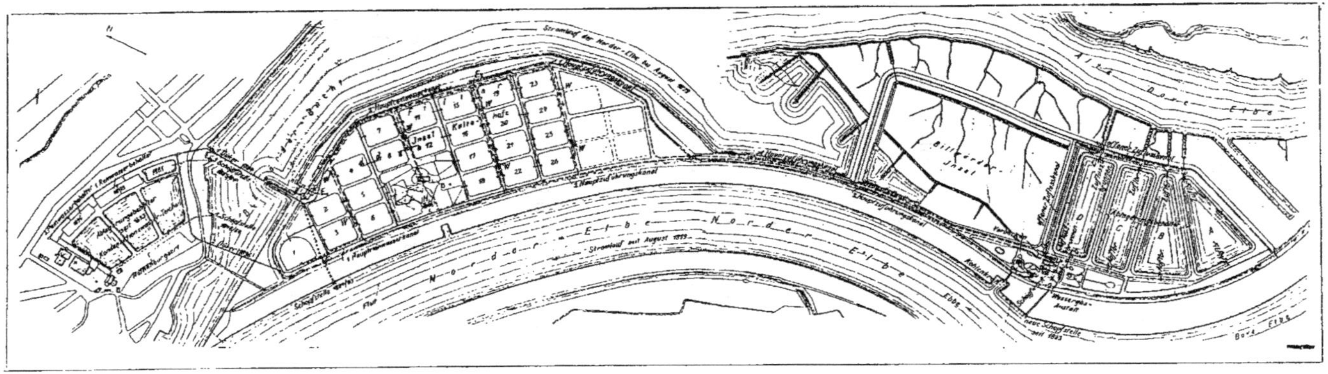

FIG. 1. — **Plan d'ensemble de l'Etablissement de filtrage au sable de la ville de Hambourg.**

A droite du plan (Billwärder-Insel) : la bouche de prise d'eau (neue Schöpfstelle), les machines d'aspiration (Schöpfwerk) l'avant-bassin (Vorbecken), la conduite d'amenée à ciel ouvert (offener Zuflusskanal), les 4 bassins de décantation (Ablagerüngsbehälter A. B. C. D.) le canal conducteur allant aux filtres (Hauptzuführungskanal 1) et le canal conducteur de réserve (Hauptzuführungskanal 2)

Au centre (Insel Kaltehofe): les 22 bassins filtrants (Filter 1. 2. 3, etc), le laboratoire (II), le collecteur deau pure (Haùptreinwasserkanal 1) et le collecteur de réserve (Hauptreinwasserkanal 2), rejoignant les 2 aqueducs (Düker) qui traversent la Billwärder Bucht.

A gauche du plan (Rothenburgsort) : les 2 réservoirs d'eau filtrée (Reinwasserbehälter), 1 et 2 et l'usine élévatoire.

vent à Billwarder Insel, 45 hectares pour les bassins de sédimentation, à Kaltehofe, 45 hectares pour les bassins filtrants. Par l'endiguement et le comblement du "Port au bois" (Holzhafen), les terrains disponibles pour la purification des eaux, acquerraient une étendue totale de 125 hectares. *(Voir le plan ci-contre.)*

L'eau puisée par les pompes dans le bras nord de l'Elbe, séjourne d'abord dans les bassins de décantation, où elle laisse déposer ses impuretés les plus grossières; de là elle est dirigée, par un canal souterrain, vers les bassins filtrants de Kaltehofe, où elle est reprise par un canal collecteur, qui, franchissant le vieux bras de l'Elbe, l'amène enfin à l'usine élévatoire de Rothenburgsort, d'où elle est envoyée dans les réservoirs, et de là répartie dans les conduites de distribution. C'est le détail de ces différentes opérations, que nous allons maintenant étudier.

II. DÉTAIL DES OPÉRATIONS

1° Prise d'eau.

La prise d'eau se fait dans le bras nord de l'Elbe, en un point situé à 3 kilomètres en amont de la ville de Hambourg, à 8 km. 500 en amont des grandes écluses. L'ancrage des navires est interdit sur une étendue de 1 kilomètre en amont et 1 kilomètre en aval de la bouche d'aspiration. L'orifice, de 2 m. 40 de diamètre, est construit en briques, et en basalte bétonné. Il est abrité par deux murailles latérales en saillie, et muni d'un grillage mobile.

Le niveau inférieur du canal est à + 90 centimètres au-dessus de l'étiage, son niveau supérieur à + 3 m. 30, de sorte que l'orifice tout entier est encore au-dessous du niveau moyen des basses eaux de l'Elbe, et son plan inférieur encore à 70 centimètres au-dessous des plus basses marées du siècle. A l'orifice fait suite un canal en maçonnerie, long de 180 mètres, et formé de quatre assises cylindriques de briques bétonnées. Ce canal se termine à la salle des machines aspiratrices, dont nous ne pouvons faire ici une description détaillée. Cette salle contient cinq machines couplées, d'une force moyenne de 40 chevaux, actionnant chacune deux pompes à double effet. Ces pompes puisent l'eau dans un canal large de 6 m. 20, courant sous les bâtiments dans toute leur longueur, et la refoulent dans un avant-bassin de forme rectangulaire, de 36 mètres de long sur 8 de large. De là l'eau gagne les bassins de sédimentation, par un canal ouvert de 730 mètres de longueur environ, pour 8 de large. Il existe en outre un « canal de nécessité », fermé en temps ordinaire, qui peut, le cas échéant, faire communiquer directement l'avant-bassin avec la conduite qui se rend aux filtres, afin de permettre, en cas de besoin, de diriger l'eau immédiatement de l'usine de prise vers les filtres, sans passer par les bassins de décantation.

[1] Cf. *Das Hamburger Wasserwerk und die Entwicklung seiner Maschinenanlagen*, von Rud-Schröder; Hamburg, 1902. Otto Meissner Verlag.

2° Décantation [1].

L'entrée de l'eau dans les bassins de décantation s'opère par l'intermédiaire d'un système de conduites cylindriques, munies de soupapes, et abritées par un petit édifice en maçonnerie. Cette soupape se manœuvre à la main, et on la ferme, quand le niveau de l'eau dans les bassins a atteint + 8 m. 60 au dessus de l'étiage de l'Elbe.

Les bassins de décantation sont au nombre de quatre ; ils ont une longueur de 350 mètres environ, sur une largeur de 120 mètres ; leur profondeur utilisable est de 2 mètres. Il contiennent chacun, en chiffres ronds, 80.000 mètres cubes.

Le fond de ces bassins est pavé de dalles plates, sur une forte couche d'argile ; les parois sont en maçonnerie.

L'eau séjourne dans ces bassins assez longtemps, et laisse déposer une grande partie de ses impuretés et de ses matières en suspension. La durée de cette sédimentation est variable : elle se règle d'après la consommation de l'eau en ville, et oscille entre quinze et trente heures, la moyenne étant de vingt heures. Lorsque l'eau s'est décantée, on la laisse s'écouler vers les filtres, jusqu'à ce que le niveau, dans le bassin de sédimentation, soit descendu à + 6 m. 60. On évacue

[1] Cf. Die Filtration von Oberflächenwasser in den deütschen Wasserwerken während der Jahre, 1894 *bis* 1896, par le Dr G. Pannwitz (*Arbeiten aüs dem Kaiserlichen Gesündheitsamte*, XIV vol 1898).

ensuite le reste du contenu (1 m. 40 à 1 m. 60) dans le vieux bras de l'Elbe, au moyen d'une conduite en fonte de 91 centimètres de diamètre. Le nettoyage en grand des bassins se fait une fois par an.

La sortie de l'eau s'effectue au travers d'une vanne de sortie, analogue à celle de l'entrée, et pouvant aussi se manœuvrer à la main; mais comme il faut pouvoir concilier les variations de hauteur de l'eau dans les bassins de décantation, avec la constance du niveau dans les filtres, il existe, en outre des soupapes, un réglage automatique de la sortie de l'eau, au moyen d'un flotteur à balancier. A sa sortie du bassin, l'eau se dirige vers le canal conducteur principal des filtres.

3° Filtration.

A. *Bassins filtrants.* — Le conducteur principal, qui amène l'eau aux filtres, est un canal souterrain de 2750 mètres de longueur, sur 2 m 60 de diamètre. Situé à 4 m. 30 dans la Billwarder-Insel, il a sur 900 mètres de longueur une pente de 30 centimètres, son niveau à Kaltehofe n'est plus qu'à 4 mètres.

Ce canal est construit, partie en béton, partie en briques; il est muni en outre d'un revêtement d'argile de 10 centimètres d'épaisseur. Après la distribution d'eau aux premières rangées de filtres, un conduit d'aussi gros calibre n'étant plus nécessaire, il est continué par un canal en maçonnerie de 270 mètres de long, sur 1 m. 6 de diamètre.

Du conducteur principal se détachent les canaux

secondaires, en maçonnerie, de 1 m. 20 de diamètre, qui, par l'intermédiaire de conduites collatérales courtes, de 80 centimètres de diamètre, amènent l'eau aux vannes d'entrée des filtres. Celles-ci se composent de deux chambres, renfermant : la première, un système de double soupape; la deuxième, un flotteur à balancier, obturant automatiquement la soupape, quand le niveau de l'eau dans le filtre est arrivé à 6 mètres au-dessus de l'étiage. L'eau pénètre dans le bassin par deux ouvertures latérales, situées à la surface même du sable.

Les bassins filtrants sont au nombre de vingt-deux; ils sont de forme rectangulaire, à l'exception du filtre situé à l'extrémité nord-ouest de Kaltehofe, dont la forme semi-circulaire est en rapport avec la place qu'il occupe[1].

Tous les filtres sont à ciel ouvert : outre les avantages de construction et d'économie, que présente cette disposition, il est certain que le nettoyage des filtres ouverts est plus commode, moins coûteux et plus facile à surveiller que celui des filtres voûtés. Enfin, l'action de l'air et de la lumière sur l'eau, loin d'être à redouter, peut au contraire exercer, comme cela a lieu pour les fleuves, une action purifiante qui n'est pas à dédaigner. L'élévation de température de l'eau, pendant l'été, est largement corrigée par le long séjour souterrain de l'eau, dans les couches filtrantes, dans les canalisations et les réservoirs, ainsi que dans les conduites de distribution.

[1] Voir le plan ci-dessus.

A l'encontre de la plupart des autres installations filtrantes, les filtres sont de très grandes dimensions (7650 mètres carrés de surface filtrante). L'expérience a montré, à Hambourg, que le nettoyage de ces grands filtres s'effectue aussi bien que pour de petits bassins. Le seul argument en faveur d'une plus grande division de la surface filtrante est le suivant : c'est qu'elle permet de ne pas conserver en dehors de l'exploitation, en réserve ou en nettoyage, des surfaces de filtration démesurément grandes. C'est pourquoi la surface d'un filtre ne doit pas dépasser un tant pour cent de la superficie totale : ce principe, d'ailleurs, a été observé à Hambourg. Il faut aussi considérer que, si l'on construit des filtres plus petits, la longueur de digues de séparation augmente, ainsi que le nombre des vannes et des déversoirs ; le rapport du périmètre des filtres à leur surface s'accroît également. Par conséquent on a, d'une part, augmentation des frais de construction et d'exploitation ; d'autre part, diminution de la sécurité et de la facilité d'exploitation. Il semble donc que cette discussion soit à l'avantage des grands filtres ; et, jusqu'ici, ni l'exploitation, ni la teneur bactériologique du filtrat n'ont paru souffrir de ces grandes dimensions.

Le fond des bassins est constitué par une couche de terre glaise grasse, de 35 centimètres d'épaisseur, rapportée artificiellement, et surmontée d'une couche d'argile plastique de 10 centimètres, sur laquelle on place enfin une assise de briques noyées dans du ciment. Le bord des bassins est protégé par une margelle en béton.

Les digues qui séparent les bassins sont gazonnées, et parcourues par un chemin de gravier garni de rails.

Pour assécher le sous-sol des bassins, on y installe, pendant leur construction, un système de tuyaux de drainage, en communication avec des pompes d'épuisement.

FIG. 2

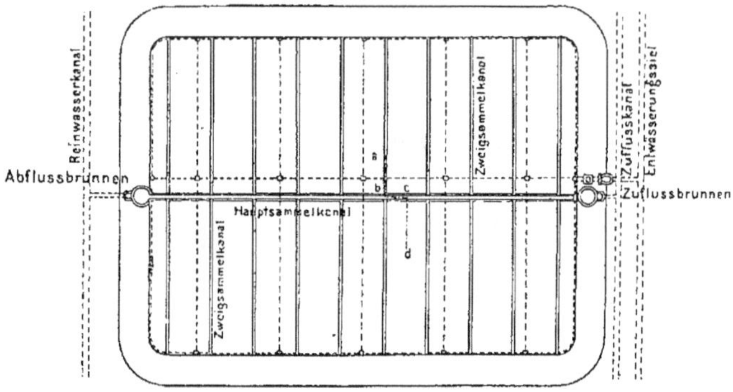

Plan d'un bassin filtrant, montrant les canaux collecteurs de l'eau filtrée.

Abflùssbrùnnen = Vanne de sortie. Zùflùssbrùnnen = Vanne d'entrée.
Haùptsammelkanal = Canal collecteur central du filtre.
Zweigsammelkanal = Canal collecteur latéral.
Reinwasserkanal = Canal collecteur principal d'eau filtrée.
Zùflùsskanal = Conduite d'amenée de l'eau brute.
Entwasserungssiel = Canal de dessèchement.

Pour recueillir l'eau qui a filtré à travers le gravier et le sable, il existe un réseau de canaux représenté sur la figure 2. Le collecteur principal s'étend, en droite ligne, dans toute la longueur du filtre. Il a 55 centimètres de hauteur sur 80 de large[1]; ses parois latérales

[1] Voir figures 2 et 3.

sont en maçonnerie, et il est recouvert par des dalles de granit.

Sur lui se branchent latéralement les canaux secondaires, qui ont 19 centimètres de hauteur sur 15 de large, et sont uniquement formés de briques. Ils sont complètement noyés dans la couche de gravier ; quant au collecteur principal, la dalle qui le recouvre pénètre de 10 centimètres environ dans la couche de sable. Il est muni d'orifices latéraux, pratiqués juste au niveau du fond du filtre; et qui livrent passage à l'eau filtrée, qui peut aussi pénétrer de la même façon dans les collecteurs latéraux, et de là, dans le canal central qui l'amène à la vanne de sortie. Nous étudierons en détail, à propos du réglage du filtre, le fonctionnement de cette vanne.

L'eau filtrée, provenant de tous les collecteurs des filtres, est recueillie par un collecteur général, qui traverse la baie de Billwärder, dans une conduite de fer forgé, de 224 mètres de long, sur 2 mètres de diamètre, pour gagner Rothenburgsort. Là le canal s'élargit, et acquiert un diamètre de 4 m. 80, pour aboutir enfin aux réservoirs d'eau filtrée. Ces réservoirs sont au nombre de deux ; ils ont, réunis par une conduite en fer, une capacité de 10.000 mètres cubes environ. L'un des réservoirs est formé de deux parties de 80 m. 30 de long, sur 35 m. 22 de largeur, ayant une surface de 2.667 mètres carrés ; l'autre a 124 m. 54 de long, 30 m. 68 de large, et 3.821 mètres carrés de surface. Tous les deux sont voûtés, et recouverts d'une couche de terre d'une épaisseur minima de 76 centimètres. De ces réservoirs, l'eau filtrée passe à l'usine élévatoire de

Rothenburgsort, d'où elle est répartie dans les conduites de distribution de la ville.

Maintenant que nous avons passé en revue les dispositifs filtrants, que traverse l'eau de l'Elbe avant d'être livrée à la consommation, analysons, d'une façon plus approfondie, le mécanisme de sa filtration. en commençant par l'étude des couches filtrantes.

B. Couches filtrantes. — Avant de parvenir aux collecteurs d'eau pure, situés au fond du bassin, l'eau de l'Elbe, déjà débarrassée de ses impuretés grossières, par le séjour dans les bassins de sédimentation, doit traverser une couche de matériel filtrant d'une épaisseur totale de 1 m. 60.

Nous étudierons la composition de ce matériel, de bas en haut, tel qu'on le dispose dans les filtres, au moment de leur construction.

Sur les larges dalles plates, qui forment le fond du bassin, on place d'abord à la main de grosses pierres, sur une hauteur de 20 centimètres, puis 10 centimètres de cailloux de la grosseur d'un œuf d'oie. Enfin, sur une épaisseur de 30 centimètres, on entasse du gravier, allant en diminuant de diamètre, de la grosseur d'une noix à celle d'un pois. On a ainsi constitué une assise de gravier de plus en plus petit et serré, d'une hauteur totale de 60 centimètres.

Sur cette couche de gravier, on dispose enfin l'élément principal du filtre, c'est-à-dire une couche de sable fin, de 1 mètre d'épaisseur. Par l'enlèvement périodique, lors du nettoyage du filtre, de la couche superficielle souillée, l'épaisseur de sable s'abaisse graduellement. Lorsqu'elle n'atteint plus que 40 centimètres, on lui restitue sa valeur primitive, par l'apport de sable préalablement lavé.

La grosseur du sable employé, c'est-à-dire le diamètre moyen des grains, varie de 1/2 à 2 millimètres.

Fig. 3

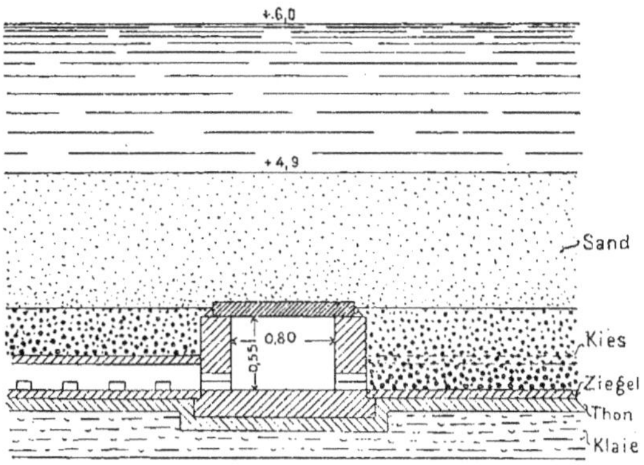

Coupe des différentes couches filtrantes d'un bassin, passant par le collecteur central et l'un des collecteurs latéraux.

(Coupe *a*, *b*, *c*, *d*, du plan 2).

Eau = 1 m. 10.
Sand (sable), 1 m. Kies (gravier), 60 centimètres.
Ziegel = Briques. Thon = Argile.
Klaie = Terre glaise.

Les dimensions, croissantes de haut en bas, des matériaux filtrants, sont calculées de façon que le sable fin ne puisse être entraîné par l'eau dans la couche inférieure, ni les éléments de celle-ci dans les canaux collecteurs.

Tous les matériaux filtrants, amenés par bateaux des

carrières, ont été, avant leur emploi dans les filtres, triés et lavés, afin d'en séparer les impuretés, argile et matières colorantes. Cette opération s'effectuait dans des tambours à chicanes, auxquels était adjoint un système de cribles gradués, le tout fonctionnant sous l'action de jets d'eau puissants, alimentés, bien entendu, par de l'eau filtrée. Ces appareils préparaient jusqu'à 2.000 mètres cubes de matériaux filtrants par jour.

L'ensemble des matériaux nécessaires aux vingt-deux filtres se montait à 80.000 mètres cubes de gravier et de pierres, et 190.000 mètres cubes de sable.

Nous venons de voir quel est le dispositif filtrant des bassins de Hambourg; nous verrons plus loin, en étudiant le mode d'action de ces bassins, à quelle partie de ce dispositif est dévolue la véritable action filtrante. Il s'agit maintenant de savoir par quels moyens, et d'après quels principes, doit être réglé le passage de l'eau au travers de ces différentes couches.

C. Réglage. — En tête de l'étude du réglage des filtres à sable, nous ne croyons pouvoir mieux faire, que de citer les règles édictées en 1894, par l'Office sanitaire impérial allemand, qui font autorité en cette matière :

Règles édictées en 1894 par le Kaiserliches Gesundheitsamt, pour la filtration des eaux de surface [1].

[1] *L'alimentation en eau et l'assainissement des villes*, par le Dr Imbeaux, Paris, 1902. E. Bernard et Cie, éditeurs, 29, quai des Grands-Augustins. — Die Filtration von Oberflächenwasser, etc. par le Dr G. Pannwitz, *loc. cit.*

(Notamment en cas de danger de choléra.)

1° Pour apprécier la qualité d'une eau de surface filtrée, il y a lieu d'observer spécialement les points suivants :

a) L'effet d'un filtre peut être regardé comme satisfaisant, lorsqu'il réduit le nombre des germes au minimum, sans dépasser la limite que l'expérience a montré pouvoir être atteinte par l'ouvrage considéré. Si on n'a pu encore réunir de données suffisantes sur les conditions locales de chaque ouvrage, notamment en ce qui regarde l'influence de l'eau brute, on prendra pour règle, que le produit d'un filtre ne devra pas contenir *plus de 100 germes environ par centimètre cube.*

b) L'eau filtrée doit être aussi claire que possible, et en ce qui regarde la couleur, le goût, la température et la composition chimique, ne doit pas être plus mauvaise qu'avant la filtration;

2° Pour contrôler fréquemment l'efficacité bactériologique de la filtration, on doit analyser tous les jours le produit de chaque filtre isolément : tout accroissement brusque du nombre des bactéries doit faire soupçonner et rechercher une cause de perturbation;

3° Pour permettre les recherches bactériologiques mentionnées au paragraphe 1, chaque filtre doit être construit de façon qu'on puisse, à tout instant, prélever un échantillon de l'eau qu'il fournit ;

4° Pour assurer l'uniformité de méthode des analyses bactériologiques, le procédé suivant est recommandé : Le milieu nutritif sera la gélatine peptonifiée à l'extrait de viande (Fleischwasser-Peptongelatine) à 10 pour 100. On conservera les plaques aux environs de 20 degrés et on fera la numération des colonies à la loupe, quarante huit heures après l'ensemencement.

Si l'on conserve les plaques à une température inférieure à 20 degrés, le développement des colonies étant lent, la numération devra être plus tardive.

Si le nombre des bactéries par cmc. dépasse 100, la numération est facilitée par l'appareil de Wolfhügel ;

5° Les personnes, chargées des analyses bactériologiques, doivent prouver qu'elles sont expertes en la matière, et appartenir, autant que possible, au personnel régulier de l'installation ;

6° Quand le produit d'un filtre ne répond plus aux conditions hygiéniques requises, il doit être rejeté, tant que de nouvelles analyses bactériologiques n'ont pas prouvé que la cause du trouble a été écartée.

Si un filtre ne donne plus, pendant un certain temps, qu'un débit insuffisant, il doit être mis hors de service, jusqu'à découverte et correction de la cause perturbatrice. Il peut arriver que, dans certains cas et certaines conditions inéluctables, en temps de crue, par exemple, il soit impossible de donner de l'eau répondant aux exigences ci-dessus : en ce cas, il faut bien se contenter de livrer de l'eau moins pure, mais, si les conditions l'indiquent (comme en cas d'éclosion d'une épidémie), on devra en donner avis au public ;

7° Pour pouvoir rejeter une eau insuffisamment filtrée, et ne répondant plus aux conditions requises, chaque filtre doit être construit de façon à permettre d'isoler son produit de la canalisation d'eau pure, et de l'évacuer. Cette évacuation doit avoir lieu autant que possible régulièrement : 1° Aussitôt après qu'on a enlevé le dessus de la couche de sable ; 2° quand on a renouvelé entièrement cette couche. Le directeur appréciera, d'après l'expérience que lui auront donnée les épreuves bactériologiques, au bout de combien de temps après le nettoyage ou le renouvellement du sable, le filtre aura recouvré son efficacité, et pourra être remis en service ;

8° Une bonne installation doit comporter une surface filtrante largement calculée et une réserve suffisante, afin que la vitesse de filtration reste modérée, et soit bien proportionnée aux conditions locales et à la qualité de l'eau brute ;

9° Chaque filtre doit pouvoir se régler directement, et on doit pouvoir contrôler la quantité et les caractères de son produit, ainsi que sa perte de charge ; il doit pouvoir être vidé seul complètement, et après un nettoyage, on doit pouvoir le remplir de bas en haut, jusqu'au-dessus de la surface supérieure du sable ;

10° La vitesse de filtration doit pouvoir être établie pour chaque filtre, au taux qui résulte des conditions les plus favorables ; elle doit être régulière et à l'abri de toute variation ou interruption brusque. Dans ce but, on doit avoir des réservoirs capables de parer aux variations horaires de la consommation pendant la journée ;

11° Les filtres doivent être agencés de manière à ne pas être influencés dans leur travail par des variations de niveau du réceptacle des eaux filtrées.

12° La perte de charge due à la filtration, ou l'accroissement de pression sur le filtre, ne doit jamais devenir assez grande pour produire des ruptures de la couche supérieure filtrante (membrane) : la limite, à laquelle la surélévation de la pression doit s'arrêter, doit être fixée, dans chaque cas, par l'étude bactériologique.

13° Chaque partie de la surface d'un filtre doit agir également et absolument comme les autres.

14° Le fond et les parois d'un filtre doivent être étanches, et l'on doit éviter que l'eau brute du dessus puisse se frayer un chemin quelconque, pour gagner les drains d'eau filtrée ; il faut notamment veiller à tenir bien étanches les ventouses destinées à l'aération des conduits d'eau pure.

15° L'épaisseur de la couche de sable doit être assez grande, pour ne jamais être réduite par les nettoyages au-dessous de 30 centimètres, on doit autant que possible rester au-dessus de cette limite.

La plus grande attention doit être donnée à la couche supérieure, qui doit être établie et maintenue dans les conditions les plus favorables à la filtration :

Pour cela, dès qu'en cas de renouvellement, on a enlevé la couche supérieure du sable sali, on mettra de côté la tranche, immédiatement, sous-jacente de sable coloré, et on la rapportera au-dessus du sable neuf dont on remplit le filtre.

16° Toute ville allemande ayant des filtres à sable est invitée à adresser au K. Gesundheitsamt des rapports trimestriels, rendant compte, surtout au point de vue de l'efficacité bactériologique, des résultats obtenus : une description de l'installation doit être jointe au premier rapport.

Le K. Gesundheitsamt se tiendra lui même en rapport avec la Commission spéciale. et pourra sans doute, après quelques années, édicter des règles plus précises.

Après avoir cité les principes généraux qui doivent régir l'exploitation de tout établissement de filtration, efforçons-nous de préciser, en appliquant ces règles au cas particulier de Hambourg, trois points de détail très importants, au point de vue du réglage des filtres : la hauteur d'eau brute à admettre sur le filtre, la perte de charge, la vitesse de filtration.

La *hauteur d'eau brute*, qui surmonte la couche de sable fin dans les bassins filtrants, a été fixée à 1 m. 10 pour l'établissement de Hambourg, et cette épaisseur de la couche d'eau est maintenue aussi constante que possible.

Nous avons vu, à propos de la description des bassins, comment se fait le réglage de cette couche d'eau, au moyen d'un flotteur à balancier, placé dans la vanne d'entrée, et qui ferme automatiquement la soupape quand le niveau de l'eau brute dans le bassin atteint + 6 mètres au-dessus de l'étiage, la surface du sable étant à + 4 m. 90.

Mais il est un facteur bien plus important, au point de vue du réglage des filtres, c'est la *perte de charge* (Filtrationsgefälle), c'est-à-dire la différence entre le niveau de l'eau brute sur le filtre et le niveau de l'eau filtrée recueillie à la sortie. Cette perte de charge est en rapport avec trois éléments : 1° la résistance offerte par la membrane et la couche supérieure de sable encrassé, 2° la résistance de la couche de sable resté pur, 3° celle des couches de support et des drains eux-mêmes. Les deux derniers facteurs sont peu importants ; quant au premier, il est beaucoup plus intéressant à considérer, et l'on voit de suite le rapport qui existe entre cette résistance et la perte de charge. Il est évident que plus le filtre aura fonctionné longtemps, c'est-à-dire plus les interstices de la couche supérieure du sable seront obturés par la vase, plus il faudra augmenter peu à peu la perte de charge, c'est-à-dire la différence de niveau, si l'on veut maintenir le débit constant ; sinon celui-ci ira graduellement en diminuant. D'où la prépondérance de cet élément dans le réglage du filtre, et la nécessité de pouvoir augmenter progressivement la perte de charge, afin de maintenir le débit au même taux.

C'est dans l'édicule abritant la vanne de sortie qu'est disposé l'appareil destiné à régler la différence de niveau. Cet édicule est partagé en deux chambres, et pour passer de la première dans la seconde, l'eau filtrée doit s'écouler au-dessus d'un déversoir à hauteur variable, que l'on peut régler au moyen d'un pivot, mû par un volant à main. Il peut subir des variations de hauteur de 70 centimètres, et peut toujours être placé de telle sorte que, quelle que soit la durée de fonctionnement du filtre, on puisse toujours obtenir une quantité d'eau constante.

L'indication de la position exacte est donnée par un flotteur, qui marque sur une échelle fixée au déversoir, de combien l'arête supérieure de ce dernier est plus basse que le niveau de l'eau.

On ne doit pas dépasser une certaine perte de charge, car un excès de pression amènerait la rupture de la membrane filtrante. C'est donc la courbe ascendante de cette perte de charge, établie comme le montre le diagramme suivant, qui règle la durée de la période de fonctionnement du filtre. Quand cette perte de charge, c'est-à-dire la différence de niveau entre l'eau brute dans le filtre et l'eau filtrée, a atteint une valeur maxima de 70 centimètres, et que le débit continue à décroître, le filtre est mis hors de service, et soumis au nettoyage que nous décrirons plus loin.

Le troisième élément à considérer est la *vitesse de filtration*. On peut la définir : la hauteur de la tranche d'eau qui traverse le filtre en un jour. Elle est fonction de plusieurs données, telles que la taille du sable, l'épaisseur de la couche filtrante, la perte de charge et enfin la température dont le rôle n'est pas à négliger. (Dans certaines galeries filtrantes, on a vu le débit tomber en hiver presque à moitié de ce qu'il est en été.) Les anciens filtres admettaient des vitesses assez grandes, mais on a beaucoup réduit depuis : à Hambourg la vitesse actuellement de règle est de 1 m. 50 par jour, 62 mm. 5 à l'heure. On s'efforce dans l'exploitation, de ne pas trop dépasser cette moyenne, et surtout d'éviter les changements brusques en plus ou en moins. Cependant, en cas de variations inattendues de la consommation, si les réservoirs d'eau filtrée ne suffisaient pas à couvrir les écarts, il faudrait bien avoir recours à une augmentation de la vitesse de filtration. Il ne semble pas d'ailleurs, que ces changements de vitesse, opérés avec prudence, nuisent beaucoup à la qualité bactériologique du filtrat ; du moins c'est ce que tendent à prouver les analyses bactériologiques du laboratoire de l'établissement de Hambourg.

Fig. 4

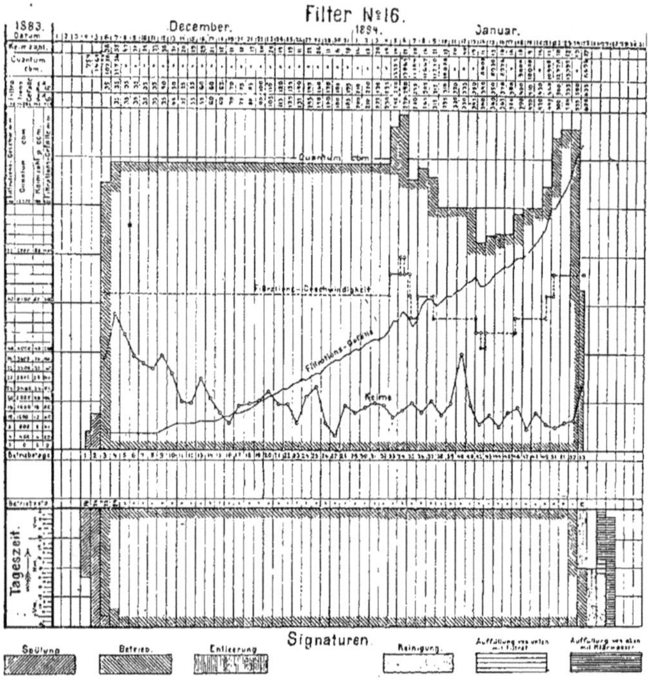

Diagramme de la « période » d'un bassin filtrant.

Filtrations — Geschwindigkeit = Vitesse de filtration (en millimètres.

Filtrations — Gefälle = Perte de charge (en millimètres).

Quantum cbm. = Débit en mètres cubes.

Keime = Nombre de germes au centimètre cube.

D. *Surveillance.* — Il existe en effet, conformément aux instructions de l'Office sanitaire impérial allemand, un laboratoire annexé à l'établissement de filtration.

Ce laboratoire, auquel est attaché un personnel de médecins et d'ingénieurs, est situé dans l'île de Kaltehofe et dépend de l'Institut hygiénique municipal de la ville de Hambourg.

Ce dernier établissement a été créé à Hambourg en 1892 : il a pour but toutes les recherches micrographiques et bactériologiques intéressant la santé et l'hygiène publiques. Il renferme de nombreux laboratoires, admirablement installés, que nous avons eu la bonne fortune de pouvoir visiter pendant notre séjour à Hambourg, grâce à l'obligeance de M. le docteur Weichardt.

C'est à l'Institut hygiénique, et au laboratoire de Kaltehofe, que sont faites les analyses bactériologiques quotidiennes de l'eau fournie par les divers bassins filtrants. C'est sur le contrôle du laboratoire, que l'on ordonne la mise en décharge des filtres, pour lesquels l'analyse décèle une teneur bactérienne anormale. C'est aussi le personnel du laboratoire qui dresse, pour chaque filtre, un tableau ou diagramme analogue à celui que nous reproduisons ci-contre, et sur lequel sont pointées chaque jour, les variations de la vitesse de filtration, de la perte de charge, du débit et de la teneur en bactéries.

Lorsque par suite de l'encrassement d'un filtre, on a dû augmenter peu à peu la perte de charge jusqu'à 60 ou 70 centimètres environ, et que le débit du filtre continue à décroître progressivement, le laboratoire ordonne la mise hors de service du filtre en question, et l'on procède alors au nettoyage que nous allons décrire.

E. *Nettoyage des filtres.* — Comme nous venons de le voir, le nettoyage du filtre est rendu nécessaire par l'encrassement progressif de la couche superficielle du sable et de la membrane filtrante.

L'espace de temps qui sépare deux nettoyages consécutifs constitue la *période* du filtre. Cette période qui, en été, est considérablement réduite, et ne dépasse guère douze à quinze jours, peut se prolonger en hiver beaucoup plus longtemps, et atteindre quarante-cinq et cinquante jours. La durée moyenne d'une période est de trente jours. La quantité moyenne d'eau, qui traverse le filtre pendant ce laps de temps, est de 48 mètres cubes environ par mètre carré de surface filtrante. Quand le nettoyage du filtre est décidé, on commence par évacuer l'eau qui se trouve au-dessus du sable; cette eau retombe dans le puits d'amenée par les deux ouvertures au ras du sable, signalées plus haut; de là, elle est reprise par une conduite d'évacuation en communication avec des pompes d'épuisement. On peut ainsi assécher le filtre jusqu'à 30 centimètres environ en dessous de la surface du sable. On procède alors au grattage, à l'enlèvement de la couche superficielle de sable, encrassée et salie, sur une épaisseur de 10 à 20 millimètres environ. Les expériences de Lawrence ont montré, en effet, que les bactéries s'accumulent à la surface et dans le premier ou les deux premiers centimètres de sable, et qu'il n'y en a pour ainsi dire plus à quelques centimètres plus bas. Une fois cette couche de sable enlevée, on procède au remplissage du filtre de bas en haut, au moyen d'eau filtrée, que l'on amène, par un mécanisme spécial, du collecteur d'eau pure, et qui monte au travers du gravier et du sable, jusqu'à 20 centimètres environ au-dessus de la surface de ce dernier. On complète ensuite le remplissage du bassin avec de l'eau non filtrée, venant du puits d'amenée.

L'asséchement et le grattage du filtre demandent de douze à trente-six heures ; son remplissage de bas en haut quatre heures environ. Le sable souillé, que l'on enlève des bassins, peut être nettoyé et resservir à renouveler les filtres, après que la dernière couche sale a été enlevée à son tour. Ce lavage s'effectue, à Hambourg, au moyen d'une machine à éjecteurs, que nous avons vu fonctionner à Kaltehofe. Ce laveur se compose essentiellement d'un système de trémies, et de puissants jets d'eau filtrée : le sable, déversé à un bout de l'appareil par les wagonnets, se mélange à l'eau filtrée, et ce mélange d'eau et de sable est rejeté, sous pression, successivement du fond d'une trémie au sommet de la suivante, l'eau sale débordant de chaque trémie. A l'autre extrémité du laveur, des wagonnets recueillent le sable purifié. Pour laver 1 mètre cube de sable, on emploie de 16 à 24 mètres cubes d'eau filtrée.

Il nous reste à signaler, pour compléter cette question du nettoyage des filtres, l'appareil très ingénieux employé à Hambourg pour effectuer le grattage du sable en hiver, quand les bassins sont recouverts d'une épaisse couche de glace. Un modèle de cet appareil figurait à la section allemande d'hygiène de l'Exposition de Paris en 1900.

Il se compose d'un flotteur, auquel est suspendu un couteau-racleur à deux tranchants, muni à sa partie postérieure d'un sac de grosse toile. On introduit le flotteur sous la glace, par une ouverture pratiquée à une extrémité du bassin ; une corde, sortant à l'autre extrémité, permet de le faire aller et venir d'un bout à l'autre du bassin. Le couteau racle la surface du sable, et le produit de ce raclage est recueilli par le sac. Il suffit ensuite de retourner le sac, pour le vider, au moyen d'une corde fixée au fond et de recommencer le manège en sens inverse.

Il faut d'ailleurs ajouter que la situation maritime de Hambourg, et la prédominance des vents de mer, relativement chauds, ne permettent pas aux périodes de gelée de se prolonger, et de nuire ainsi au fonctionnement des filtres.

F. *Mode d'action : Biologie du filtrage au sable*[1]. — En présence des résultats obtenus par le filtrage au sable, au point de vue de l'épuration chimique et bactériologique de l'eau, il était difficile de rapporter au simple passage de cette eau à travers le sable tout le mérite de cette purification presque parfaite, d'autant plus qu'il est d'expérience courante, que l'action d'un filtre ne devient vraiment efficace qu'au bout de quelques jours de fonctionnement. Il y a donc autre chose, et ce sont ces autres phénomènes qui jouent un rôle si important dans l'action des filtres à sable, que l'on connaît aujourd'hui sous le nom de *Biologie du filtrage au sable*.

Nous ne pouvons mieux faire, sur ce sujet, que d'em-

[1] Cf. Biologie du filtrage au sable, par le Dr A. Kemna, directeur, de la Antwerp Water Works et Cie (*Bulletin de la Société belge de géologie*, mars 1900).

prunter à M. le Dr Kemna, directeur de l'établissement de filtration des eaux d'Anvers, les renseignements, si complets et si précis, qu'il a donnés sur ces phénomènes biologiques des filtres à sable, dans son article publié dans le *Bulletin de la Société belge de géologie :*

« Quand on filtre avec du sable pur et stérilisé, pendant les premières heures, on n'arrête que les particules flottantes d'assez grandes dimensions : il n'y a ni réduction chimique, ni purification bactériologique ; le filtre n'exerce qu'une action purement mécanique. Après une couple de jours, il s'est formé une couche à la surface du sable, et nous constatons alors que le filtre détruit les matières organiques et retient les microbes. Cette couche superficielle est formée d'algues vertes et bleues, aux filaments entrelacés en une membrane feutrée ; d'innombrables diatomées, à la carapace siliceuse et aux enveloppes souvent gélifiées, remplissent les mailles ; des zooglées, ou masses d'organismes microscopiques agglutinés, recouvrent toutes les parcelles, et le tout est criblé de microbes.

« Le premier effet doit être le remplissage des interstices entre les grains de sable, assurant une meilleure rétention mécanique, dont l'action sera notablement augmentée par la nature poisseuse de cette matière de remplissage. Puis nous avons à considérer que cette matière est un agrégat d'êtres vivants. On sait, depuis Priestley et Lavoisier, que les plantes purifient le milieu. Nous avons donc des éléments suffisants pour expliquer les modifications chimiques de l'eau filtrée. Quant à la diminution du nombre des microbes, elle est considérable, des réductions de 96 à 98 pour 100 étant normales. Cette réduction n'implique pas nécessairement une destruction ; au contraire, il y a pullulation dans la couche supérieure du sable : il est probable que la couche glaireuse qui recouvre chaque grain de sable, fixe le microbe qui vient en contact avec elle ; le filtre agirait donc comme une toile d'araignée. »

De plus, il paraît démontré, d'après les travaux du Dr Strohmeyer[1], à Hambourg, que les algues vertes à chlorophylle, en se développant, détruisent les bactéries et empêchent leur pullulation. Enfin, il attribue aux algues, surtout aux bacillariacées, une grande importance, pour obstruer les vides entre les grains de sable, et permettre la formation rapide de la pellicule, qui donnera au bassin sa vraie valeur filtrante.

« La purification chimique par action vitale, la rétention mécanique des microbes, voilà probablement les points principaux du filtrage au sable ; mais ici, comme dans tous les phénomènes naturels, il y a une grande complexité, et d'autres éléments encore interviennent. La lumière, par exemple, est un microbicide énergique ; les filtres ouverts, toutes choses égales d'ailleurs, valent donc mieux que les filtres voûtés ; ce que la pratique a confirmé. »

Quant au phénomène signalé par le Dr Strohmeyer, il pourrait s'expliquer par le dégagement d'oxygène, libéré par la plante à chlorophylle, à l'état naissant.

Si l'on a reconnu assez vite le rôle de la membrane vivante dans la filtration au sable, on a été beaucoup

[1] Cf. Dr Strohmeyer, *Die Algenflora des Hamburger Wasserwerks*, 1897.

plus longtemps, avant de connaître exactement la composition de cette membrane. Ce n'est guère que depuis la terrible épidémie de choléra de Hambourg, en 1892, que l'on s'est occupé, principalement au laboratoire de l'Institut hygiénique de cette ville, de rechercher la nature des êtres vivants qui forment ce feutrage. On y a surtout rencontré des algues bleues, vertes et brunes ou diatomées, les unes feutrées et constituant la pellicule filtrante du bassin, les autres flottantes, qui doivent leur diminution de densité à des gouttelettes d'huile qui farcissent le protoplasma.

« De plus, on a constaté une certaine régularité dans la nature des plantes constituant la couche filtrante. En hiver, les diatomées sont, pour ainsi dire, seules ; les algues vertes se montrent au début du printemps et acquièrent leur maximum de développement vers le milieu de l'été ; les algues bleues se montrent surtout à la fin de l'été, et se maintiennent une partie de l'automne. Mais constamment, à toutes les époques, il y a des diatomées : ce sont elles qui sont, par conséquent, l'élément efficace des filtres à sable. »

Si utiles que soient ces diverses variétés d'algues, au point de vue de la filtration, leur présence à la surface du sable ne va pas sans quelques inconvénients. Des paquets d'algues flottantes peuvent, sous l'action d'un dégagement gazeux, se détacher brusquement, et remonter à la surface, en laissant à nu une certaine étendue de la couche de sable, par où peuvent passer les germes. On est averti de cet accident par une augmentation brusque du débit du filtre. D'autres fois ces algues flottantes, venant à mourir, et s'accumulant sur le sable, communiquent à l'eau, surtout pendant les périodes de chaleur, un goût et une odeur désagréables : il est clair, d'ailleurs, que le passage préalable de l'eau à travers une couche de végétaux morts, ne peut qu'influer défavorablement sur sa composition chimique.

Cependant, malgré ces quelques inconvénients, il est certain que les algues sont un auxillaire des plus précieux pour le filtrage.

Le règne animal, au contraire, se signale par des méfaits, bien mal compensés par de très minimes avantages.

Certaines formes fixées, du groupe des Bryozoaires, arrivent à obstruer complètement, par leurs amas de tubes cornés entrelacés, des conduites de fer de 60 centimètres de diamètre. Le même inconvénient peut résulter de la végétation exubérante d'une algue brune, nommée *Crénothrix*.

La membrane filtrante compte aussi des ennemis dangereux dans les embranchements plus élevés du règne animal. Les crustacés, principalement le genre Daphnia, peuvent infester les filtres, et donner à l'eau, par leur décomposition, une odeur putride.

Enfin, certains insectes et des poissons, parmi lesquels l'anguille et l'épinoche, peuvent porter de graves atteintes à l'intégrité de la membrane filtrante, dans laquelle ils creusent des trous pour y déposer leurs œufs.

On voit, d'après les quelques détails que nous venons de donner, et que nous avons empruntés, pour la plupart, à l'excellent article de M. le Dr Kemna, que les connaissances zoologiques et botaniques ne sont pas inutiles aux personnes chargées de diriger l'exploitation des filtres, et d'en contrôler les résultats. Cela démontre une fois de plus *la nécessité du laboratoire à côté du filtre.*

III. RÉSULTATS

Maintenant que nous venons d'étudier en détail les appareils et procédés de filtration au sable employés à Hambourg, il est intéressant de jeter un coup d'œil sur les résultats de cette filtration, au triple point de vue du débit, de la composition chimique et de la teneur bactérienne.

La production journalière maxima se monte à 235 200 mètres cubes, le débit maximum par heure à 9800 mètres cubes, pour une vitesse de filtration de 0,064 mm. à l'heure, et une surface filtrante minima de 7650 mètres carrés par filtre. (Pendant les derniers jours avant le nettoyage, et dans les premiers jours qui le suivent, on ne peut exiger d'un filtre que la moitié environ de son débit normal (64 litres par centimètre carré et par heure). La consommation journalière maxima en eau de la ville de Hambourg s'élevait, en 1896, à 145.194 mètres cubes. On voit donc que la production des filtres est largement suffisante. L'eau distribuée sert à tous les usages.

Pour ce qui est de l'épuration, il est certain que le filtrage au sable exerce une action favorable sur la composition chimique de l'eau, principalement sur sa teneur en matières organiques et en ammoniaque libre ou albuminoïde.

Les expériences faites à Zurich ont montré que le filtrage réduisait la teneur, respectivement pour ces trois corps, de 19 pour 100, 64 pour 100 et 36 pour 100.

Nous empruntons à l'ouvrage de M. le Dr Imbeaux, sur l'alimentation en eau des grandes villes, le tableau suivant qui résume les expériences de Lawrence.

	Eau brute — Milligr.	Eau filtrée — Milligr.	Réduction —
Matières organiques . . .	3,9	2,8	28,2 pour 100.
Ammoniaque libre . . .	0,084	0,068	19 —
Ammoniaque albuminoïde.	0,202	0,109	46 —

Mais le point de vue qu'il est surtout intéressant d'étudier dans les résultats du filtrage au sable, c'est qu'il réduit dans une proportion énorme le nombre des bactéries. Des réductions de 96 et 98 pour 100 sont couramment obtenues par ce procédé, et il est dès maintenant établi, qu'un filtre à sable bien conduit ne doit laisser passer que 1 à 2 pour 100 du nombre des bactéries de l'eau brute. Le nombre de germes, bien minime, il faut le reconnaître, que l'on ne peut soustraire à l'eau filtrée, provient, soit des couches de support, soit des parois des drains et des conduites.

[1] Cf. Les filtres à sable et la fièvre typhoïde en Allemagne, par M. Chabal, ingénieur des Arts et Manufactures (*Revue d'hygiène et de police sanitaire*, 1901, p. 350).

Point où ont été faites les prises d'eau		Nombre de germes par cmc. 23 déc. 1894	17 janv. 1894
Ile de Billward. — Nouvelle bouche de prise d'eau (Elbe)		1665	1953
Bassin de sédimentation (sortie)		674	1031
Canal conducteur principal		909	1053
Kaltehofe. — Eau brute non filtrée :			
	Filtre n° 1.	818	»
	— 3.	»	1094
	— 19.	782	»
	— 20.	»	1061
Eau filtrée . . .	— 1.	18	»
	— 2.	»	33
	— 3.	»	31
	— 4.	8	»
	— 5.	18	»
	— 6.	»	21
	— 7.	7	»
	— 8.	»	35
	— 11.	33	28
	— 12.	45	30
	— 15.	»	»
	— 16.	24	16
	— 17.	29	14
	— 18.	7	4
	— 19.	11	9
	— 20.	»	18
	— 21.	»	»
	— 22.	»	»
Ensemble du filtrat : nouveau collecteur		19	17
Ancien collecteur		23	26

N.-B. — Les filtres pour lesquels on n'a pas indiqué de résultats se trouvaient en réserve le jour de la prise d'eau.

Point où ont été faites les prises d'eau	Nombre de germes par cmc. 23 déc. 1893	17 janv. 1894
Rothenburgsort. — Ensemble du filtrat après l'aqueduc	25	23
Bassin à eau pure . . .	31	24
Conduite d'eau en dessous de la machine élévatoire.	28	40
Hambourg. — Conduite d'eau à l'Institut hygiénique	97	85
Conduite d'eau à Guntherstrasse 25.	94	69

Le tableau ci-contre, résumant les résultats de deux séries d'analyses faites à l'Institut hygiénique de Hambourg, montre d'une façon évidente la réduction progressive du nombre des germes, pendant les opérations successives du filtrage.

L'avantage capital, qui fait du filtrage au sable le meilleur des procédés actuels d'alimentation en eau des grandes villes, réside surtout dans le contrôle scientifique et journalier exercé sur le produit de chaque bassin filtrant, dans la surveillance étroite opérée par le personnel du laboratoire, qui permet de déceler la moindre élévation de la teneur bactérienne du filtrat, et d'exclure immédiatement de la distribution le produit d'un filtre, où l'analyse quotidienne fait constater une réduction insuffisante du nombre des bactéries.

Ce qui est plus concluant encore que toutes les analyses, c'est la disparition presque absolue à Hambourg des deux fléaux qui, jadis, dévastaient la ville, le choléra, qui en 1892 a fait près de 10.000 victimes, et la fièvre typhoïde, qui, dans toutes les grandes agglomérations, dans les ports plus que partout ailleurs, compte chaque année pour une si grande part dans la mortalité totale.

A Hambourg, avant l'installation des filtres à sable, la mortalité typhoïdique était de 47 décès par 100.000 habitants; depuis que la ville est alimentée par des filtres à sable, cette mortalité est tombée à 6,6 par 100.000 habitants.

Signalons enfin, en terminant, un point de vue de la question qui n'est pas à négliger, celui du prix de revient de la filtration au sable.

A Hambourg, le premier établissement des grands filtres à sable a coûté 12.000.000 de marcks, c'est à dire 15.000.000 de francs, ce qui donne par mètre carré de surface utilisée, une dépense de 41 fr. 25.

Les frais annuels se montent à 2 millimes environ par mètre cube d'eau filtrée.

Il est donc indiscutable, qu'au point de vue économique comme au point de vue hygiénique, le système des filtres à sable est de beaucoup supérieur à tous les autres procédés employés jusqu'ici pour l'alimentation des grandes villes, et qu'il est préférable surtout au système déplorable des eaux de sources, utilisé à Paris, qui joint à un manque absolu de sécurité, le désavantage énorme d'être très onéreux, et d'entraîner des dépenses et des travaux disproportionnés avec le résultat qu'on en obtient.

QUATRIÈME PARTIE

FILTRATION ARTIFICIELLE DANS DES CYLINDRES A SABLE

Le système du filtrage au sable, que nous avons vu adopter par de nombreuses villes d'Europe, et dont nous venons d'étudier les avantages, n'a pas été admis aussi facilement par les villes américaines; il y a rencontré la concurrence redoutable des filtres américains, dits mécaniques ou rapides. Ce sont ces filtres que nous allons étudier rapidement en terminant.

Aux Etats-Unis, les cours d'eau sont sujets à des crues énormes, et pendant une grande partie de l'année ils roulent, pour la plupart, de grandes quantités d'une vase très fine, de matières solides impalpables, que les filtres à sable sont impuissants à retenir. Plusieurs industries américaines, et notamment celle de la papeterie, exigeant de l'eau débarrassée absolument de toute matière en suspension, on a eu l'idée de faire précéder le filtrage au sable d'une sédimentation préalable et rapide des matières en suspension, obtenue au moyen des coagulants ou précipitants chimiques, et notamment l'alun.

Ce procédé, imaginé par Hyatt en 1882, a reçu depuis de nombreuses modifications et des perfectionnements variés. Il est maintenant employé par plus de 150 villes de l'Union, qui filtrent par cette méthode près de 900.000 mètres cubes d'eau par jour.

Malgré la multiplicité des modèles, il est possible d'en dégager la description du type fondamental, dont les autres ne sont que des variantes. Nous empruntons cette description à l'ouvrage de M. le Dr Imbeaux[1].

Le filtre américain comprend essentiellement un cylindre en tôle ou en fer forgé, ayant un fond percé d'orifices nombreux et très petits, et renfermant, au-dessus de ce fond, les couches filtrantes formées de sable fin. Dans les grands appareils, le sable a une épaisseur qui varie de 60 centimètres à 1 m. 50, et sa taille effective est de 30 millimètres à 50 millimètres. La cuve est ouverte en haut, ou hermétiquement close, suivant que le filtre doit agir avec ou sans pression. Enfin le récipient cylindrique est, soit placé verticalement sur son fond, soit couché horizontalement. Pour l'alimentation des villes, on associe généralement plusieurs appareils en batterie, et on fait souvent précéder les filtres d'un ou plusieurs bassins de sédimentation.

Les filtres comportent en outre deux accessoires importants. Le premier est un engin mécanique destiné au brassage du sable, pendant les nettoyages que nous décrirons plus loin. Le second est le récipient dans lequel on ajoute à l'eau le coagulant chimique, presque

[1] *L'alimentation en eau et l'assainissement des villes*, par le Dr Ed. Imbeaux, Paris, 1902.

toujours le sulfate d'alumine; ce récipient précède les filtres et a des dimensions variables, depuis celles des grands bassins de sédimentation, jusqu'à celles de petits baquets placés au-dessus des cylindres.

D'après de nombreuses expériences, les filtres américains fonctionnant sans l'addition préalable d'un coagulant, ne réduisent que très insuffisamment (de 10 à 50 pour 100) le nombre des germes. Mais avec l'emploi de l'alun, la réduction peut atteindre normalement 97 et 98 pour 100.

En présence des sels terreux de l'eau, le sulfate d'alumine se décompose en acide sulfurique, qui s'unit aux sels calcaires et magnésiens de l'eau, et en alumine. Cette alumine, mise en liberté sous forme d'une masse floconneuse, se précipite lentement en produisant un collage à la manière du blanc d'œuf, et entraîne avec elle une bonne partie des microbes et autres corpuscules en suspension. De plus, ce précipité gélatineux se déposant sur le sable des filtres rapides, y joueraient le rôle de la membrane des filtres lents. La dose généralement employée correspond à 1 partie d'alun pour 58.280 parties d'eau.

La vitesse de filtration dans les filtres américains dépasse de beaucoup celle des filtres anglais; au lieu de la vitesse de 60 à 100 millimètres à l'heure, adoptée pour ces derniers, on a ici 3 m. 80 à 5 m. 10 par jour, correspondant à un débit de 110 mètres cubes, en moyenne, par mètre carré et par jour. C'est de 37 à 50 fois plus que pour les bassins filtrants, ce qui donne aux filtres américains le grand avantage d'exiger, pour un même débit, une place réduite à proportion, c'est-à-dire très faible. Dans les pays froids, où l'emploi des filtres couverts s'impose, des bassins à grande surface seraient très onéreux; il est au contraire bien facile et peu coûteux de chauffer les locaux ou sont installés les filtres rapides.

Enfin les cylindres filtrants présentent encore un autre avantage, c'est celui de pouvoir être fréquemment nettoyés. Le nettoyage doit être au moins quotidien et dure de dix à vingt minutes : il consiste à intervertir par un système de robinets, le sens de l'écoulement, et à faire repasser par le filtre une certaine quantité d'eau filtrée. (5 pour 100 de l'eau filtrée environ). L'agitateur, dont nous avons parlé plus haut, brasse fortement le mélange d'eau et de sable, et l'eau de lavage est rejetée à l'égout. A la remise en marche, on laisse perdre les premières quantités d'eau qui passent. On voit que le nettoyage des filtres américains est beaucoup plus facile et moins onéreux que celui des grands filtres à sable.

Les filtres américains présentent donc un certain nombre d'avantages que nous venons d'énumérer.

Lorsque leur efficacité aura été mieux démontrée par l'expérience, et leur application rendue plus pratique, il est possible qu'ils puissent lutter avantageusement avec la filtration dans les bassins à sable, et constituer alors vraiment la *filtration en usines*, qui est évidemment le seul moyen de pouvoir soumettre cette filtration à un contrôle rigoureusement exact et continu.

CONCLUSIONS

I. Le *système des eaux de sources*, employé pour l'alimentation de la Ville de Paris, qui serait acceptable en principe, s'il fournissait réellement « de l'eau de source », et s'il n'était soumis à de multiples causes de contamination, ne fournit en fait que de l'eau de rivière, dans laquelle se sont rassemblées les eaux de surface de plusieurs centaines de kilomètres carrés, ainsi que le tout à l'égout de toutes les localités situées dans le périmètre d'alimentation. La source idéale, telle que la concevait Pasteur, n'étant pas réalisable, ce système est donc à rejeter, puisqu'il comporte une menace constante de contagion typhoïdique pour une agglémoration de l'importance de Paris.

II. Les *systèmes à filtration naturelle*, puits divers, galeries filtrantes, etc., ont pu donner, dans des circonstances favorables, de bons résultats, mais ils n'offrent pas, au point de vue de l'hygiène, de sécurité suffisante, par suite du manque de surveillance et de contrôle qu'ils comportent.

III. La *filtration artificielle, dans les bassins à sable*, telle qu'on la pratique dans de nombreuses villes d'Allemagne, et spécialement à Hambourg, nous paraît présenter des garanties très sérieuses de sécurité, et plusieurs avantages incontestables : surveillance constante, contrôle journalier par les analyses du laboratoire, facilité d'exclure instantanément de la distribution le produit d'un filtre reconnu comme trop riche en bactéries, nettoyage à volonté de la couche filtrante etc. Il semble donc que les résultats obtenus à Hambourg, notamment depuis 1892, au point de vue du choléra et de la fièvre typhoïde, nous permettent de considérer ce procédé de filtration comme étant, actuellement, celui qui présente le plus de garanties sérieuses au point de vue hygiénique. Il nous paraît donc devoir être recommandé.

IV. Pour ce qui est de la *filtration américaine rapide dans des cylindres à sable*, elle semble jusqu'ici présenter des avantages sérieux de rapidité, d'économie, de surveillance, et donner en somme de bons résultats. Cependant, elle nous paraît avoir encore besoin de certains perfectionnements, et surtout du contrôle d'expériences plus longues et plus suivies. Il est possible, ces restrictions une fois faites, que ce procédé soit celui de l'avenir, et qu'il arrive à réaliser le système idéal, la « *filtration industrielle en usines.* »

Lyon — Imp. A. Rey, 4, rue Ge... — 31439

www.ingramcontent.com/pod-product-compliance
Lightning Source LLC
Chambersburg PA
CBHW060624200326
41521CB00007B/882